Défi Alimentaire

de 30 Jours:

Plus de 100 Recettes D'aliments entiers Délicieux pour Perdre du poids et rester en forme

Amanda Kathleen

TABLE DES MATIÈRES

Introduction

Vivre en bonne santé et rester en forme est une condition préalable nécessaire à une longue vie dans ce monde. Et nous ne pouvons pas être en bonne santé si nous continuons à consommer des aliments qui auront un impact négatif sur notre santé. La plupart des aliments vendus sont chargés d'additifs alimentaires et de produits chimiques dont les experts ont averti qu'ils ne sont pas reconnus comme étant sans danger pour notre corps. D'où la nécessité de surveiller ce que nous consommons et de suivre un programme qui rétablira la relation entre la nourriture et le corps d'une manière saine.

Aliment entier L'alimentation met l'accent sur la consommation d'aliments naturels entiers. Ce livre " Défi Alimentaire de 30 Jours: Plus de 100 Recettes D'aliments entiers Délicieux pour Perdre du poids et rester en forme " est écrit pour vous expliquer les bases de ce type de régime, ses bienfaits et comment les preparer délicieux mais aussi sain.

Vous ne pouvez pas compromettre votre santé et votre vie au détriment de la nourriture de toute façon, que ce soit les fast-foods, les jonques, etc. Apprenez à vivre en bonne santé en prenant un régime alimentaire aliment entier. Cela va certainement changer votre vie.

Amanda Kathleen

CHAPITRE UN

UN APERÇU

Qu'est-ce que le régime alimentaire complet

Cela signifie un régime alimentaire qui met l'accent sur la consommation d'aliments qui sont encore dans leur état naturel brut. Ce sont des aliments qui ressemblent encore à ce qu'ils ont fait dans la nature, ou très proches. Fondamentalement, les aliments qui n'ont pas été manipulés, et aucun produit chimique ou agent de conservation n'a été ajouté.

Le corps humain fonctionne le plus efficacement sur les aliments qui sont dans leur forme naturelle ou très proches. Lorsque nous faisons travailler le corps sur des aliments transformés, nous rendons le travail du corps plus difficile dans le traitement de ces aliments et si le travail du corps est facilité, la vie sera facile pour nous car nous vivrons en bonne santé.

Que sont les aliments entiers?

Les aliments entiers désignent les produits de toutes sortes comme:

- Grains entiers (riz, blé entier, avoine, millet, quinoa, orge, etc.)
- Légumes frais tels que concombres, légumes-feuilles, avocats, courges, radis, carottes et patates douces
- Fruits frais ou séchés tels que oranges, raisins, pommes, poires, pastèques, tomates, mangues, ananas, fraises et bananes

- Produits laitiers ne contenant pas de sucre ajouté ou d'arômes chimiques tels que le yogourt grec nature
- Viande, poisson et volaille cuits au four, rôtis, grillés ou bouillis
- Les noix et les légumineuses et les produits qui en sont issus, par exemple le houmous et le beurre de noix, à condition qu'il n'y ait pas de produits chimiques, de sucre ajouté ou de graisses malsaines.

Ce qui suit ne sont pas des aliments entiers

- Aliments contenant trop d'ingrédients, d'additifs chimiques ou d'ingrédients que vous ne pouvez pas prononcer
- Produits alimentaires transformés tels que: craquelins, purée de pommes de terre réhydratée ou biscuits et friandises, soupes préparées et dîners / desserts glacés, la plupart des céréales et du pain en boîte, sauces à spaghetti et à pizza en pots et yaourts
- La plupart des aliments préparés réfrigérés et des condiments.

Comment ça marche?

Autant que possible, vous devez éviter les aliments contenant des produits chimiques et des agents de conservation et obtenir vos besoins nutritionnels à partir de sources alimentaires naturelles. Cependant, veuillez noter que les aliments à base de plantes commencent à se détériorer dès qu'ils sont détachés de leur source de vie. Il est donc conseillé de manger des fruits et des légumes entiers dans les 24 heures qui suivent leur prélèvement ou leur achat. leur. Les fruits et légumes entiers congelés peuvent également constituer un choix nutritif, car ils sont surgelés très rapidement après la cueillette.

Voici un exemple de guide de repas pour votre régime alimentaire complet. Il est conseillé de consommer une variété d'aliments entiers tout au long de la journée pour répondre adéquatement aux besoins en nutriments de votre corps.

Déjeuner
- Vous pouvez manger du pain complet avec du vrai fromage, éloignez-vous des céréales en boîte, des flocons d'avoine instantanés et des pâtisseries commerciales.

- Vous pouvez également manger du fromage blanc et des fruits, du yaourt nature avec du lait naturel et des œufs.
- Un bol de fruits coupés et / ou de grains entiers cuits (riz brun, quinoa, etc.) avec du lait d'amande ou de soja.

Le déjeuner

- Vous pouvez griller, cuire ou rôtir votre choix de nourriture pour la journée, que ce soit du porc, du poulet, du bœuf ou des fruits de mer, les légumes peuvent également être inclus dans votre plat principal.
- Bol à burrito à l'avocat
- Salade verte avec une variété de légumes et de haricots,
- Curry ou plat sauté avec du riz brun
- Un bol de soupe aux légumes copieux.
- Sandwiches au pain de grains entiers

Dîner

- Des pommes de terre au four ou des courges d'hiver garnies de légumes crus et / ou cuits, ou un chili copieux.
- Pâtes de grains entiers avec sauce tomate fraîche et légumes
- Courge rôtie, aubergine ou champignon Portabello sur une salade
- soupe maison ou chili

Des snacks

Les collations sont autorisées dans le régime alimentaire complet. Vous trouverez ci-dessous diverses collations pouvant être consommées.

- Produits laitiers: fromage, yaourt, œufs durs
- Fruits tels que pommes, poires, melon, pamplemousse, orange, fruits secs
- Légumes tels que frites de chou frisé, carottes, avocat, céleri, poivron, courgettes
- Noix comme les pistaches, les amandes, les noix de cajou, les mélanges de sentier, les beurres de noix
- Snack-bars à base d'ingrédients alimentaires entiers (par exemple KIND)
- Haricots comme les haricots noirs, les edamames, les lentilles et le houmous
- Évitez les croustilles, les barres énergétiques et les boissons sucrées comme les sodas.

Des aliments entiers peuvent être obtenus sur les marchés de producteurs locaux et les stands de ferme. Les épiceries vendent également des aliments entiers, même si elles ne seront pas aussi fraîches que celles que vous trouverez dans les marchés fermiers. Une recherche en ligne sur les «marchés de producteurs», les «stands de produits» et les «ASC» (agriculture soutenue par la communauté) près de chez vous vous aidera à localiser les produits locaux les plus frais.

Avantages du régime alimentaire complet

- Le but de ce régime est la nourriture entière. Il ne nécessite aucun argent supplémentaire qui sera dépensé pour des aliments diététiques spéciaux. Tout ce dont vous avez besoin pour ce programme est facilement disponible à votre épicerie locale ou au marché des agriculteurs.
- En prenant suffisamment de sommeil, d'eau, de légumes et de fruits, votre peau sera plus lumineuse et plus jeune et vos cheveux seront également brillants.
- En éliminant les aliments emballés et transformés de votre alimentation, vous évitez les maux causés par les additifs alimentaires et les produits chimiques et vous gardez la forme. La malbouffe et la restauration rapide n'ont en aucune manière été bénéfiques pour la santé de notre organisme.
- Les aliments entiers, les légumes et les fruits sont riches en nutriments comme le calcium, les fibres, le magnésium, les vitamines B, les protéines, la vitamine D, les acides gras essentiels et le potassium dont le corps a besoin pour rester en forme.
- Ils sont pleins de bonnes graisses, ce qui élimine la consommation de gras trans et de graisses saturées de votre alimentation qui ne sont pas bénéfiques pour votre santé.
- La plupart des aliments entiers comme les grains entiers, les fruits, les légumes, les noix, les graines, les légumineuses et les haricots sont riches en fibres, ce qui facilite la digestion et la régularité. La fibre réduit le risque de diabète, aide à réduire le cholestérol, protège contre les maladies cardiaques et maintient les voies intestinales en bonne santé et fonctionne correctement.
- Les aliments entiers fournissent plus d'énergie au corps. Ils dynamisent et empêchent les corps de décomposer les aliments comme les produits animaux liés au cancer, au diabète et à une mauvaise santé cardiaque.

<h1 align="center">Défis</h1>

- Cela demande beaucoup d'efforts à réaliser et très restrictif. Beaucoup d'ajustements en termes de préparation des repas, de courses (toujours vérifier les étiquettes pour les contenus restreints) seront nécessaires.
- Les aliments préparés par soi-même peuvent être exigeants en temps et en énergie. Mais les aliments préparés sont exempts de produits chimiques et d'additifs qui vous évitent de nombreux problèmes de santé.
- Il est parfois très coûteux de consommer des aliments entiers. Ceci est l'un des effets secondaires, mais vous devez également savoir que manger des aliments transformés peut en même temps causer une maladie et une maladie pour votre corps.
- Faire la transition de votre ancien régime à ce régime peut causer des problèmes digestifs. Cela ne devrait pas causer d'inquiétude, car le corps a besoin de temps pour s'adapter à ce nouveau régime.

Si vous éprouvez des problèmes digestifs, les conseils suivants vous aideront à surmonter le problème,

- Prenez de plus petites bouchées et assurez-vous de bien mâcher vos aliments
- Mangez beaucoup de fruits et de légumes
- Ne soyez pas trop plein
- Manger des repas équilibrés
- Augmenter progressivement la consommation de légumes et de fibres
- Manger des aliments avec des probiotiques
- Faites tremper vos haricots avant de manger
- Éliminez le blé et les produits laitiers de vos aliments
- Éviter les faux sucres
- Réduire la consommation de fruits frais et séchés

Les conseils suivants vous aideront à réussir tout en suivant ce programme.

- Utiliser de la farine de blé entier au lieu de la farine blanche

- Toujours vérifier vos étiquettes avant d'acheter des produits alimentaires pour des ingrédients, des additifs chimiques ou des ingrédients que vous ne pouvez pas prononcer
- Il est conseillé de toujours faire cuire vos aliments pour éviter de manger accidentellement dans les restaurants. Manger dans un restaurant ne vous aidera pas, car vous ne saurez pas si ces ingrédients sont conformes aux aliments entiers.
- Évitez les aliments qui ne sont pas sur votre alimentation de vos amis pendant toute la durée de votre régime alimentaire.
- Pensez à des aliments entiers naturels. Faites cuire en utilisant des fruits, des poivrons, des oignons, des herbes fraîches et d'autres aliments avec des notes de saveur intrinsèquement fortes pour assaisonner vos aliments.
- Apprenez à faire des restes. La préparation de ces recettes peut être laborieuse et stressante. Il est conseillé de faire un extra pour avoir les restes.
- Achetez des aliments en saison. Cela vous aidera à économiser de l'argent.
- Utilisez la mijoteuse pour gagner plus de temps. Cela aide parce que tout ce dont vous avez besoin est juste de jeter les aliments dans la machine pendant que vous attendez qu'elle cuit seule. Cela permet de gagner du temps en cuisine.

Défi alimentaire de 30 jours

Cela signifie que pendant 30 jours, vous vous concentrez sur les aliments entiers et les aliments transformés. Au cours de ces 30 jours, cela vous aidera à économiser de l'argent, à manger plus sainement, à vous sentir mieux et à perdre du poids.

Comme nous l'avons vu plus haut, ce défi consiste à adopter des aliments complets comme les légumes, les fruits et les grains entiers, ainsi que des protéines et des graisses saines. Cela signifie également réduire les grains raffinés, les sucres ajoutés, les additifs, les conservateurs, les graisses malsaines et de grandes quantités de sel.

Si vous êtes prêt à relever ce défi, lisez la suite et expliquez en détail, étape par étape, comment préparer ce délicieux repas pour le petit-déjeuner, le déjeuner, les collations et le dîner.

Chapitre Deux

Recettes Du Petit Déjeuner

Toast Aux Pommes Et À La Cannelle

Rendements: 4 portions

Taille de portion: 1 bol

Temps de préparation: 10 minutes

Temps de cuisson: 8 heures

Temps total: 8 heures et 10 minutes

INGRÉDIENTS

- ¾ tasse moitié-moitié
- 1 ¾ c. cannelle moulue
- 8 tranches de pain de grains entiers, coupées en deux
- 5 oeufs, battus
- ¾ tasse de lait
- ¼ c. sel de mer fin
- Aérosol de cuisson
- 3 pommes pelées, évidées et tranchées
- 4 cuillères à soupe. sucre brun, divisé

1. Vaporisez d'abord de l'huile de cuisson dans votre cocotte mijoteuse.

2. Séquence la couche de pain.

3. Surmontez cette couche avec les tranches de pomme.

4. Prenez les oeufs (d'abord verser demi-oeuf puis la moitié), le lait, le sel, la cannelle et trois cuillères à soupe de sucre brun et bien se mêler.

5. Versez ce mélange sur le dessus des tranches de pomme.

6. Saupoudrer le reste de sucre brun sur le dessus.

7. Sceller le pot correctement.

8. Cuire à basse température pendant 6 à 8 heures.

9. Laissez refroidir avant de servir.

Quinoa Petit-Déjeuner

Rendements: 5 portions

Taille de portion: 1 tasse

Temps de préparation: 5 minutes

Temps de cuisson: 2 heures

Temps total: 2 heures et 5 minutes

INGRÉDIENTS

- 4 dates, hachées
- 1 pomme, pelée, évidée et coupée en dés
- 1 c. extrait de vanille
- 2 c. cannelle

- ¼ c. sel
- 3 tasses de lait d'amande
- ¼ c. Noix de muscade
- 1 tasse de quinoa
- ¼ tasse de pepitas

INSTRUCTIONS DE CUISSONS

1. Placer tous les ingrédients dans une mijoteuse.
2. Réglez-le sur haute température.
3. Ensuite, faites cuire pendant 2 heures.
4. Servir au chaud.

Rouleaux De Cannelle À L'orange

Rendement: 12 portions

Taille de portion: 1 rouleau

Temps de préparation: 15 minutes

Temps de cuisson: 30 minutes

Temps total: 45 minutes

INGRÉDIENTS

- 4 cuillères à soupe. Beurre, divisé
- 1 oeuf, battu
- ¼ oz. paquet de levure sèche active
- 1 ½ tasse de farine de blé entier

- 4 c. cannelle moulue

- 2 cuillères à soupe. jus d'orange, divisé

- ½ c. sel de mer

- ½ c. zeste d'orange, râpé

- 1 tasse de sucre en poudre, tamisée

- 1 ½ tasse de farine tout usage

- ¾ tasse de lait écrémé, réchauffé

- ¾ tasse de cassonade, divisée

INSTRUCTIONS DE CUISSONS

1. Mélanger et mélanger correctement la levure, le lait et 2 cuillères à soupe de cassonade dans un bol.
2. Laissez-le pendant environ 10 minutes.
3. Ajouter 2 cuillères à soupe de beurre et d'oeuf dans la concoction de levure. Et mélangez très bien.
4. Dans un autre bol, mélanger la farine, le zeste d'orange, le jus et le sel.
5. Pliez-le dans le mélange principal.
6. Pétrissez (travaillez avec les mains) pendant environ 5 minutes.
7. Cuire le moule à muffins avec un peu de beurre.
8. Faire un rectangle de la pâte.
9. Dans un petit bol, mélanger la cannelle et le sucre brun restant.
10. Puis placez-le dans le réfrigérateur pendant la nuit.
11. Cuire au four à 350 * F pendant 18-20 minutes.
12. Décorer (en poudre) de sucre en poudre avant de servir.

Petit Déjeuner Burrito

Temps de préparation: 5 minutes

Temps de cuisson: 5 minutes

Temps total: 10 minutes

Taille de portion: 1

INGRÉDIENTS

- ¼ tasse de légumes hachés (épinards, olives noires, poivrons, tomates, etc.)
- Jambon en tranches (Il doit être assez grand pour être plié et d'épaisseur moyenne afin qu'il ne se brise pas lorsqu'il est emballé.) Plus d'une tranche sera nécessaire)
- 2 œufs (ou blancs d'œufs)
- La salsa, le guacamole, la coriandre peuvent être utilisés mais ils sont facultatifs.

INSTRUCTIONS DE CUISSONS

1. Faire sauter les légumes dans un peu d'huile à feu moyen-vif.
2. Fouetter ensuite les oeufs dans un petit bol et verser sur le mélange de légumes.
3. A l'aide d'une spatule, brouiller le mélange jusqu'à ce qu'il soit bien cuit. Une fois terminé, transférer les œufs hors de la poêle.
4. Rouler le jambon autour des oeufs et retourner sur la poêle.
5. Faire griller quelques secondes de chaque côté jusqu'à ce que le jambon soit légèrement brun.
6. Vous pouvez maintenant servir avec de la salsa, du guacamole et un brin de coriandre fraîche sur le dessus.

Crêpes Et Saucisses

Rendements: 16 portions

Taille de portion: 1 tranche

Temps de préparation: 15 minutes

Temps de cuisson: 40 minutes

Temps total: 55 minutes

INGRÉDIENTS

- 2 tasses de lait écrémé
- ¾ tasse de pacanes, hachées
- 3 tasses de mélange à crêpes
- 2 pommes pelées, évidées et tranchées
- ¼ tasse de sirop d'érable
- 1 lb de saucisses de déjeuner pré-cuites hachées
- 3 oeufs
- 1 c. gingembre moulu

INSTRUCTIONS DE CUISSONS

1. Préchauffez votre four jusqu'à 350 * F.
2. Enduisez le poêlon de cuisson de croustilles d'huile de cuisson.
3. Dans un bol, mélanger les oeufs, le gingembre et le lait.
4. Obtenez un autre bol, combiner les pacanes et les crêpes et bien mélanger.
5. Ajouter le premier mélange dans le deuxième mélange et ajouter la moitié des pommes et des saucisses.
6. Verser le mélange dans un plat allant au four.

7. Ajouter les pommes et les saucisses restantes et cuire au four pendant environ 40 minutes.

8. Garnir du sirop d'érable avant de servir.

Chia Au Chocolat Et Pouding Aux Petits Fruits Frais

Rendements: 4 portions

Taille de portion: 1 tasse

Temps de préparation: 5 minutes

Temps de cuisson: 30 minutes

Temps total: 35 minutes

INGRÉDIENTS

- ½ tasse de myrtilles fraîches, hachées
- 2 tasses de lait
- ½ tasse de graines de chia
- 2 cuillères à soupe. sirop d'érable
- ½ tasse de framboises fraîches, hachées
- 2 cuillères à soupe. poudre de cacao
- ½ tasse de mûres fraîches, hachées

INSTRUCTIONS DE CUISSONS

1. Mettez d'abord tous les ingrédients dans un bol et mélangez bien.
2. Puis refroidir au réfrigérateur pendant 1 à 2 heures.
3. Quand il devient bien froid, servez-le.

Oeuf Au Four À L'avocat

Temps de préparation: 5 minutes

Temps de cuisson: 15 minutes

Temps total: 20 minutes

INGRÉDIENTS

- 1/2 citron, pressé
- 1 avocat
- Sel et poivre de mer
- 2 oeufs

INSTRUCTIONS DE CUISSONS

1. Préchauffez votre four à 425 ° F.
2. Enlevez l'intérieur de l'Avocat en laissant un demi-pouce de rebord.
3. Cassez l'œuf dans l'avocat et placez-le sur une plaque à pâtisserie. Ensuite, saupoudrer le jus de citron, le sel et le poivre sur les deux moitiés d'avocat.
4. Faites cuire au four pendant 15 minutes ou jusqu'à ce que les jaunes soient cuits.
5. Vous pouvez mettre un peu de papier d'aluminium sur votre plaque à biscuits pour un nettoyage beaucoup plus facile!

Tortilla Petit Déjeuner Strata

Rendement: 12 portions

Taille de portion: 1 bol

Temps de préparation: 20 minutes

Temps de cuisson: 50 minutes

Temps total: 1 heure et 10 minutes

INGRÉDIENTS

- 125 grammes. piment vert en conserve, coupé en dés
- 1 cuillère à soupe. huile d'olive
- 8 œufs
- 6 tortillas de blé entier
- 2 tasses de fromage Monterey Jack, râpé
- ¾ lb de légumes-feuilles, grossièrement hachés
- 2 tasses de lait faible en gras
- 14 oz. paquet de saucisse, haché
- ¾ c. sel de mer fin

INSTRUCTIONS DE CUISSONS

1. Mettez d'abord l'huile d'olive dans une poêle à feu moyen.
2. Faites dorer la saucisse dans l'huile d'olive pendant environ 10 minutes.
3. Retirez-le de la poêle et égouttez-le.
4. Mettez les légumes-feuilles dans la poêle et remuez jusqu'à ce qu'ils soient tendres et flétris pendant environ 6 minutes.
5. Dans un bol, mélanger le lait, les oeufs et le sel correctement.

6. Enduire la cocotte avec un peu d'huile.

7. Placez la moitié des tortillas à l'intérieur.

8. Verser sur le dessus avec la moitié du fromage, la moitié des légumes-feuilles et la moitié du piment.

9. Verser la moitié du mélange d'oeufs dans celui-ci.

10. Répétez la couche en utilisant la même procédure.

11. Refroidissez (faites refroidir) dans le réfrigérateur pendant 2 heures.

12. Cuire au four à 350 * F pendant 50 minutes.

Gruau Caramel

Rendements: 6 portions

Taille de portion: 1 bol

Temps de préparation: 5 minutes

Temps de cuisson: 2 heures

Temps total: 2 heures et 5 minutes

INGRÉDIENTS

- ¼ c. Noix de muscade

- 4 pommes, émincées

- 7 tasses de lait d'amande

- 1 ½ c. cannelle

- ¼ c. gingembre

- 10 dates, trempées dans l'eau pendant une demi-heure

- ¼ tasse de sirop d'érable

- 2 tasses d'avoine coupée en acier

INSTRUCTIONS DE CUISSONS

1. Mettez d'abord les pommes, la cannelle, l'avoine, le lait d'amande, la muscade et le gingembre dans une mijoteuse.
2. Mettez-le en haut et faites cuire pendant 3 heures.
3. En attendant, mettez les dattes et le sirop d'érable dans un mélangeur et mélangez bien.
4. Mélangez jusqu'à ce que la consistance soit lisse.
5. Servir le mélange d'érable et de dattes avec l'avoine cuite.

Pomme Au Four Et Cannelle

Rendements: 6 portions

Taille de portion: 1 tranche

Temps de préparation: 10 minutes

Temps de cuisson: 25 minutes

Temps total: 35 minutes

INGRÉDIENTS

- 1 ½ c. cannelle
- ½ c. sel de mer
- 2 tasses de quinoa, cuites
- 2 oeufs, battus
- ¼ c. Noix de muscade

- ¼ c. gingembre

- 10 dates, dénoyautées et trempées dans l'eau pendant une demi-heure

- 1 pomme, râpée

- ½ tasse de compote de pommes non sucrée

- 1 c. bicarbonate de soude

INSTRUCTIONS DE CUISSONS

1. Préchauffez d'abord votre four jusqu'à 350 * F.
2. Ensuite, mettez les dates dans une passoire pour drainer l'eau de celui-ci.
3. Mettez le quinoa et les dattes dans un robot culinaire et battez les légumineuses jusqu'à ce qu'elles se mélangent bien.
4. Ajouter le reste des ingrédients dedans.
5. Mettez un peu plus de pulsations dessus.
6. Versez ensuite tout ce mélange dans un plat allant au four.
7. Faites cuire le mélange pendant 25 minutes.
8. Laisser refroidir et en faire des tranches avant de servir.

Scone Aux Amandes Et Aux Myrtilles

Rendement: 8 portions

Taille de portion: 1 tranche

Temps de préparation: 10 minutes

Temps de cuisson: 30 minutes

Temps total: 40 minutes

INGRÉDIENTS

- 1 ¼ tasse de noix de cajou brutes
- 1 c. extrait de vanille
- 1 tasse de myrtilles fraîches
- 1 c. levure
- ¼ tasse de sirop d'érable
- 1 c. extrait d'amande
- ¼ tasse d'huile de coco
- 2 oeufs, battus
- ½ c. sel de mer
- ¼ tasse de poudre d'arrow-root

INSTRUCTIONS DE CUISSONS

1. Préchauffez d'abord votre four à 350 * F.
2. Écraser les noix de cajou dans un robot culinaire jusqu'à ce qu'elles deviennent de la poudre.
3. Versez la poudre de noix de cajou dans un bol.
4. Ajouter le reste des ingrédients secs à l'intérieur.
5. Dans un autre bol, mélanger les ingrédients humides.
6. Puis mélanger ce mélange dans le premier bol.
7. Verser le mélange dans un plat allant au four et cuire au four pendant 30 minutes.
8. Laisser refroidir avant de trancher et de servir.

Gaufres De Patates Douces

Rendements: 6 portions

Taille de portion: 1 à 2 gaufres

Temps de préparation: 10 minutes

Temps de cuisson: 10 minutes

Temps total: 20 minutes

INGRÉDIENTS

- ½ tasse de jambon, coupé en dés
- 2 c. levure
- 1 tasse de purée de patates douces
- 1 ½ tasse de farine de blé entier
- ½ c. sel de mer
- ¼ tasse de fécule de maïs
- 1 tasse de babeurre
- Aérosol de cuisson
- 2 cuillères à soupe. cassonade
- ¼ c. muscade, râpé
- 2 oeufs
- 4 cuillères à soupe. beurre fondu

INSTRUCTIONS DE CUISSONS

1. Préchauffez d'abord votre gaufrier.
2. Mélanger ensuite la fécule de maïs, la poudre à pâte, la farine, la cassonade, la muscade et le sel dans un bol.

3. Dans un autre bol, prendre les oeufs, le beurre, la purée de patates douces et le babeurre et fouetter de façon appropriée.

4. Versez cette collection d'œufs, de beurre, de purée de patates douces et de lait de beurre dans le premier mélange.

5. Ajouter les tranches de jambon dedans et douche votre gaufrier avec de l'huile de cuisson.

6. Versez ensuite assez de pâte (mélange de tous les ingrédients) dedans.

Omelette Aux Épinards

Rendement: 8 portions

Taille de portion: 1 omelette

Temps de préparation: 5 minutes

Temps de cuisson: 15 minutes

Temps total: 20 minutes

INGRÉDIENTS

- 2 c. levure
- ½ tasse de levure nutritionnelle
- ½ c. sel de mer
- 4 tasses d'épinards hachés
- 2 tasses de farine de pois chiche
- ⅓ tasse d'eau
- 3 cuillères à soupe. repas de lin
- 2 c. Safran des Indes
- 1 c. poudre d'ail

1. Mettez d'abord tous les ingrédients secs sauf les épinards dans un bol.

2. Mélangez bien pour bien mélanger.

3. Mettez ⅓ du mélange dans une casserole et faites-le cuire à feu moyen.

4. Ajoutez de l'eau dedans.

5. Puis mélangez très bien.

6. Ajouter un peu d'épinards dans la pâte (mélange).

7. Faites cuire pendant 5 à 7 minutes de chaque côté.

8. Servir avec les épinards restants.

Pain Grillé D'avocat Du Sud-Ouest

Rendements: 4 portions

Taille de portion: 1 morceau

Temps de préparation: 10 minutes

Temps de cuisson: 3 minutes

Temps total: 13 minutes

INGRÉDIENTS

- 3 tomates coupées en dés
- 1 cuillère à soupe. coriandre, hachée
- ½ tasse d'oignon coupé en dés
- 2 cuillères à soupe. jus de lime fraîchement pressé
- 2 avocats, purée

- Pincée de sel de mer
- 1 gousse d'ail émincée

INSTRUCTIONS DE CUISSONS

1. Mélanger d'abord tous les ingrédients dans un bol, sauf le pain et l'avocat. Et mélangez bien.
2. Faire griller le pain jusqu'à ce qu'il devienne doré.
3. Étaler une couche de la purée d'avocats et le mélange d'autres ingrédients sur chaque tranche.
4. Placez les tranches dans une assiette correctement et servez-la.

Pain Grillé À La Cannelle

Rendements: 1 portion

Taille de portion: 1 tasse

Temps de préparation: 1 heure et 15 minutes

Temps de cuisson: 30 minutes

Temps total: 1 heure et 45 minutes

INGRÉDIENTS

- ¼ tasse de compote de pommes
- 1 c. extrait de vanille
- 2 oeufs, battus
- ¼ tasse de lait d'amande
- ¼ tasse de sucre brun

- ¼ c. levure
- 1 tasse de farine de sorgho
- 1 tasse de farine d'avoine
- 1 c. cannelle
- ¼ tasse d'huile de coco

INSTRUCTIONS DE CUISSONS

1. Préchauffez d'abord votre four jusqu'à 350 * F.
2. Mettez les 2 farines, la cassonade, la poudre à pâte et la cannelle dans un bol à mélanger et mélangez bien.
3. Ensuite, prenez un autre bol et mélangez le reste des ingrédients.
4. Ensuite, mélangez les deux mélanges et mélangez-les correctement.
5. Enroulez la pâte dans une pellicule plastique et mettez-la au réfrigérateur pendant 1 heure.
6. Rouler la pâte le plus finement possible et enfoncer fermement dans un plat allant au four.
7. Faites-le cuire au four pendant 30 minutes, en le retournant à mi-cuisson.
8. Utilisez un coupe-pizza pour en faire des tranches, puis servez-le.

Smoothie À La Citrouille Et À La Noix De Coco

Temps de préparation: 5 minutes

Temps total: 5 minutes

Portions: 2 portions

INGRÉDIENTS

- 1 tasse de lait de coco
- 2 cuillères à café d'épices pour tarte à la citrouille (peut être substitué à la cannelle et au gingembre)
- 1 tasse de glace
- 1 banane congelée tranchée
- 1/4 tasse de purée de citrouille bio
- Une cuillère de poudre de collagène peut être ajoutée pour plus de protéines

INSTRUCTIONS DE CUISSONS

1. Ajouter d'abord le lait de coco, l'épice pour tarte à la citrouille, la citrouille, la banane et la glace à Blendtec ou Vitamix.
2. Mélanger au cycle de smoothie ou à haute vitesse jusqu'à ce qu'il soit lisse.

Toast Français Cuit Au Four

Rendement: 8 portions

Taille de portion: 1 morceau

Temps de préparation: 15 minutes

Temps de cuisson: 25 minutes

Temps total: 40 minutes

INGRÉDIENTS

- ½ c. zeste d'orange, râpé
- ¼ tasse de jus d'orange fraîchement pressé
- 8 tranches de pain de grains entiers, coupées en bâtonnets
- ¾ tasse de lait
- ¾ tasse de sirop d'érable
- 4 œufs
- ¼ c. muscade, râpé
- 1 c. extrait de vanille
- ¼ c. sel de mer
- Aérosol de cuisson

INSTRUCTIONS DE CUISSONS

1. Préchauffez d'abord votre four jusqu'à 375 * F
2. Vaporiser le moule de cuisson avec de l'huile de cuisson.
3. Mettez le zeste d'orange, le jus d'orange et le sirop d'érable dans une poêle.
4. Porter à ébullition puis (rester) pendant 10 minutes.
5. Dans un bol, mélanger le lait, les oeufs, la muscade, l'extrait de vanille et le sel de mer correctement.
6. Puis trempez chaque tranche de pain dans la concoction.
7. Disposez ces tranches sur le plat et faites cuire au four pendant 15 minutes.
8. Arroser avec le sirop d'érable à l'orange avant de servir.

Rendements: 1 portion

Taille de portion: 1 tasse

Temps de préparation: 30 minutes

Temps de cuisson: 4 heures

Temps total: 4 heures et 30 minutes

INGRÉDIENTS

- 2 c. cannelle
- ¼ c. gingembre
- 5 poires, évidées et tranchées
- ½ tasse d'eau
- 1 tasse de quinoa, cuit
- 1 c. extrait de vanille
- 5 pommes, carottées et tranchées
- ¼ c. Noix de muscade
- ¼ c. clous de girofle

INSTRUCTIONS DE CUISSONS

1. Mettez d'abord tous les ingrédients sauf le quinoa dans la mijoteuse.
2. Passez à la température élevée.
3. Ensuite, faites cuire pendant environ 4 heures.
4. Laissez le mélange refroidir après.
5. Mettez le mélange et le quinoa et les légumineuses dans le mélangeur et mélangez jusqu'à ce que sa consistance devienne lisse.

6. Refroidissez-le au réfrigérateur avant de servir.

Chapitre Trois

Recettes De Fruits De Mer

Fruits De Mer Aux Pommes De Terre Et Au Chou Frisé

Rendements: 4 portions

Taille de portion: 1 bol

Temps de préparation: 10 minutes

Temps de cuisson: 25 minutes

Temps total: 35 minutes

INGRÉDIENTS

- Filets de flétan de 1 ½ lb, coupés en gros morceaux
- 12 coquilles Saint-Jacques
- 1 tasse de chou frisé, haché
- 4 pommes de terre, coupe quart
- 6 tasses de bouillon de poulet réduit en sodium
- ¼ c. sel de mer fin
- 2 cuillères à soupe. huile d'olive, divisée
- 1 poireau, portion blanche tranchée finement
- ¼ c. poivre noir fraichement moulu

INSTRUCTIONS DE CUISSONS

1. Verser la moitié de l'huile d'olive dans une casserole sur feu moyen.
2. Ajoutez ensuite l'oignon vert et faites-le cuire pendant 8 minutes.
3. Ajouter le chou frisé, les pommes de terre et faire une fine soupe.
4. Laisser mijoter pendant 10 minutes.
5. Ajouter le poisson et laisser mijoter pendant 12 minutes.
6. Saupoudrer les pétoncles de sel et de poivre.
7. Déposer l'huile restante dans la poêle.
8. Faire cuire les pétoncles dans le pot pendant environ 2 à 3 minutes de chaque côté.
9. Verser dans des bols et servir chaud.

Saumon Cuit Au Four Avec Salsa À La Mangue

Rendements: 4 portions

Taille de portion: 1 filet de saumon et 1 cuillère à soupe. salsa

Temps de préparation: 5 minutes

Temps de cuisson: 6 minutes

Temps total: 11 minutes

INGRÉDIENTS

- 1 ½ c. jus de citron vert
- 1 ½ c. huile végétale
- 1 échalote hachée
- ¼ c. poivre noir

- 1 c. sel de mer fin, divisé

- 1 piment jalapeño, épépiné et haché

- ½ tasse de coriandre

- 4 filets de saumon

- 2 mangues, pelées et coupées en dés

INSTRUCTIONS DE CUISSONS

1. Préchauffez votre four jusqu'à 425 * F.
2. Ensuite, dans un bol, mélanger l'huile végétale avec le poivre et la moitié du sel.
3. Enduire tous les côtés du poisson avec le mélange d'huile végétale.
4. Déposer le filet de poisson dans un plat allant au four.
5. Cuire au four pendant 5-6 minutes.
6. Dans un bol à mélanger, mélanger le jalapeño, les mangues, le jus de lime, l'échalote et le reste du sel.
7. Servir le saumon avec le mélange mangue-salsa et la coriandre.

Morue Croustillante Cuite Au Four

Rendements: 4 portions

Taille de portion: 1 filet de morue

Temps de préparation: 10 minutes

Temps de cuisson: 12 minutes

Temps total: 22 minutes

INGRÉDIENTS

- 4 filets de morue (sans peau)
- 2 cuillères à soupe. jus de citron, divisé
- ¼ tasse de chapelure de blé entier
- 3 cuillères à soupe. persil, haché
- ¾ c. sel de mer fin
- 2 cuillères à soupe. ciboulette, hachée
- ¼ c. poivre noir fraichement moulu
- Aérosol de cuisson
- 3 cuillères à soupe. beurre, fondu et divisé

INSTRUCTIONS DE CUISSONS

1. Préchauffez d'abord votre four jusqu'à 425 * F.
2. Enduire le moule d'huile de cuisson.
3. Assaisonnez la morue avec le sel et le poivre.
4. Saupoudrer la moitié du beurre fondu sur la morue.
5. Trickle avec la moitié de la sève de citron.
6. Dans un bol à mélanger, mélanger le persil, la chapelure et la ciboulette.
7. Assaisonnez la morue avec ce mélange.
8. Saupoudrer de la sève et du beurre de citron restants et cuire au four pendant environ 10 à 12 minutes.

Thon Cuit Au Four Avec Salsa Aux Épinards Et Aux Fraises

Rendements: 4 portions

Taille de portion: 1 petite plaque

Temps de préparation: 10 minutes

Temps de cuisson: 22 minutes

Temps total: 32 minutes

INGRÉDIENTS

- 2 cuillères à soupe. jus de citron fraîchement pressé, divisé
- 4 filets de thon (désossés et sans peau)
- 1 lb de fraises, coupées en dés
- 2 kiwis, coupés en dés
- 2 cuillères à soupe. feuilles de menthe fraîche, hachées
- 1 lb de feuilles d'épinards
- 1 piment jalapeño émincé
- 1 c. zeste de citron
- 1 concombre coupé en dés

INSTRUCTIONS DE CUISSONS

1. Préchauffez d'abord votre four jusqu'à 350 * F.
2. Ensuite, disposez délicatement les filets de thon sur un plat allant au four.
3. Éclabousser le zeste de citron sur les filets.
4. Cuire au four pendant 15 minutes.
5. Dans un bol, mélanger le concombre, les fraises, le jalapeño, les kiwis, la menthe et la moitié de la sève de citron.

6. Prenez l'huile dans une poêle à feu moyen.

7. Ajouter les épinards et cuire 5 à 7 minutes.

8. Ajoutez ensuite le jus de citron restant.

9. Mettez les épinards dans quatre assiettes.

10. Ajouter par-dessus, les filets de thon et la salsa avant de servir.

Palourdes Aux Tomates Séchées Au Soleil

Rendements: 4 portions

Taille de portion: 1 bol

Temps de préparation: 10 minutes

Temps de cuisson: 26 minutes

Temps total: 36 minutes

INGRÉDIENTS

- ½ tasse de tomates séchées au soleil, tranchées
- 24 palourdes, lavées, rincées et égouttées
- 2 cuillères à soupe. persil, haché
- 1 oignon émincé
- 5 gousses d'ail, émincées
- ⅛ c. sel de mer fin
- 2 c. huile d'olive extra vierge
- ⅛ c. flocons de piment rouge écrasés
- ½ tasse de vin blanc sec

1. Verser l'huile dans une grande poêle à feu moyen.

2. Faites revenir l'oignon jusqu'à ce qu'il soit légèrement brun pendant environ 10 minutes.

3. Ajoutez-y l'ail, le sel et les flocons de piment et faites cuire 1 minute.

4. Ajouter les tomates et le vin dedans.

5. Porter à ébullition et laisser mijoter pendant 3 à 5 minutes.

6. Ajouter dans les palourdes. Couvrir et laisser cuire 10 minutes.

7. Retirez ensuite les palourdes qui ne s'ouvrent pas.

8. Versez-la dans des bols à soupe.

9. Garnir avec du persil avant de servir.

Poisson-Chat Dans Le Curry De Noix De Coco

Rendements: 4 portions

Taille de portion: 1 tasse

Temps de préparation: 10 minutes

Temps de cuisson: 21 minutes

Temps total: 31 minutes

INGRÉDIENTS

- 1 filet de poisson blanc de ¼ lb, coupé en cubes

- 5 tasses de feuilles d'épinards

- ¼ tasse de feuilles de coriandre fraîche

- 2 cuillères à soupe. jus de citron vert

- 1 ½ c. pâte de curry rouge

- 1 c. sucre

- 1 cuillère à soupe. huile de noix de coco

- 1 oignon blanc, émincé

- 1 tasse de lait de coco

- ¼ c. sel de mer fin

- 1 cuillère à soupe. sauce poisson

INSTRUCTIONS DE CUISSONS

1. Ajouter d'abord l'huile dans une poêle profonde à feu moyen.
2. Mettez ensuite l'oignon dans l'huile et laissez cuire 6 minutes.
3. Mélangez la pâte de curry rouge, le sucre, le lait de coco et le sel.
4. Mélangez bien et laissez mijoter.
5. Ajouter le poisson, la sauce de poisson et les épinards.
6. Et faites cuire pendant 15 minutes.

Garnir avec la coriandre et prendre une douche avec la sève de limette avant de servir.

Poisson Grillé À L'olive Et Au Persil

Rendements: 4 portions

Taille de portion: 1 filet de poisson et 1 cuillère à soupe de salsa

Temps de préparation: 10 minutes

Temps de cuisson: 10 minutes

Temps total: 20 minutes

INGRÉDIENTS

- 1 cuillère à soupe. Origan frais
- 1 cuillère à soupe. huile d'olive extra vierge
- ¾ lb filets de lotte, coupés en papillon
- 1 cuillère à soupe. jus de citron fraîchement pressé
- ½ tasse de persil
- ¼ c. sel de mer fin
- ¼ c. poivre noir moulu
- 1 tasse d'olives dénoyautées

INSTRUCTIONS DE CUISSONS

1. Frotter le sel et le poivre sur les filets de poisson.
2. Refroidir au réfrigérateur pendant 2 heures.
3. Préchauffez d'abord votre gril.
4. Ensuite, mettez le jus de citron, le persil, les olives et l'origan dans un robot culinaire.
5. Et battre jusqu'à homogénéité mais encore un peu gros.
6. Utilisez des serviettes en papier pour sécher le poisson.
7. Brossez-le avec l'huile.
8. Faire griller le poisson de 8 à 10 minutes.
9. Servir avec de la salsa.

Spaghetti Aux Sardines Et Aux Pignons

Rendements: 4 portions

Taille de portion: 1 bol

Temps de préparation: 15 minutes

Temps de cuisson: 15 minutes

Temps total: 30 minutes

INGRÉDIENTS

- ½ oignon, coupé en dés
- ¾ tasse de persil haché
- 8 oz spaghetti de blé entier, cuit selon les instructions sur l'emballage
- 2 cuillères à soupe. Vinaigre de vin rouge
- ¼ tasse de pignons de pin grillés
- ¼ c. sel de mer fin
- ¼ c. poivre noir fraichement moulu
- 2 cuillères à soupe. du jus d'orange
- 3 cuillères à soupe. groseilles séchées
- 125 grammes. sardines à l'huile d'olive
- 1 cuillère à soupe. huile d'olive extra vierge

INSTRUCTIONS DE CUISSONS

1. Dans un bol, mélanger le jus d'orange et les groseilles et réserver.
2. Récupérez l'huile des sardines et versez dans la poêle.
3. Ajouter l'huile d'olive extra vierge.
4. Faire sauter l'oignon pendant 5 minutes.

5. Ajouter ensuite les sardines et écraser avec l'oignon.

6. Saupoudrer le sel et le poivre pour assaisonner.

7. Mélanger les spaghettis par-dessus.

8. Ajouter les groseilles et le jus d'orange, ainsi que le vinaigre et les pignons de pin.

9. Garnir avec les pignons avant de servir.

Gratin Aux Épinards Et Au Turbot

Rendements: 4 portions

Taille de portion: 1 tranche

Temps de préparation: 30 minutes

Temps de cuisson: 30 minutes

Temps total: 60 minutes

INGRÉDIENTS

- 1 tasse moitié-moitié
- ½ c. muscade, râpé
- 2 gousses d'ail, hachées
- ¼ tasse de ciboulette fraîche, hachée et divisée
- ½ c. sel de mer fin
- 16 onces. épinard
- 1 ½ c. Beurre, divisé
- fill lb filets de turbot (désossés et sans peau)
- 1 ½ c. miettes de pain de blé entier
- 1 échalote hachée

- 1 cuillère à soupe. farine tout usage
- ¼ c. poivre blanc moulu

INSTRUCTIONS DE CUISSONS

1. Préchauffez d'abord votre four à 400 * F.
2. Graisser le plat de cuisson avec un peu de beurre.
3. Faire fondre le reste du beurre dans une poêle à feu moyen.
4. Faites cuire le poisson 5 minutes.
5. Transférer le poisson dans un plat de service et couvrir avec du papier d'aluminium pour garder au chaud.
6. Dans la même poêle, ajouter l'ail et l'échalote et laisser cuire 4 minutes.
7. Ajouter ensuite la farine et laisser cuire encore une minute.
8. Ajouter le sel, le poivre, la moitié-moitié et la muscade. Laisser mijoter pendant 2 minutes.
9. Préparez un grand bol à mélanger, mélangez les épinards, le poisson cuit et la ciboulette
10. Ajoutez ceci au mélange d'ail et d'échalote. Mélangez bien.
11. Répartir tout le mélange sur un plat allant au four.
12. Donner la couche supérieure avec la chapelure.
13. Faites-le cuire pendant 15 minutes.
14. Laisser refroidir un peu et trancher avant de servir.

Pétoncles À La Sauce À L'estragon

Rendements: 6 portions

Taille de portion: 1 bol

Temps de préparation: 10 minutes

Temps de cuisson: 10 minutes

Temps total: 20 minutes

INGRÉDIENTS

- ½ c. poivre noir moulu
- 1 cuillère à soupe. huile d'olive extra vierge
- 1 ½ lb de pétoncles géants prélevés dans la nature
- 2 cuillères à soupe. vinaigre de riz
- 2 échalotes hachées
- 2 tasses de cerises fraîches, dénoyautées et coupées en quartiers
- 1 cuillère à soupe. estragon, haché
- ½ c. sel de mer fin

INSTRUCTIONS DE CUISSONS

1. Faites d'abord sécher les pétoncles avec des essuie-tout avant de les assaisonner avec le sel et le poivre.
2. Dans une casserole, versez l'huile dedans et attendez qu'il fasse très chaud avant d'ajouter les pétoncles.
3. Laisser saisir jusqu'à ce que les deux côtés soient légèrement dorés.
4. Transférez-les sur un plateau de service. Couvrir d'une feuille pour garder au chaud.
5. Réduire le feu et mettre les échalotes dans la poêle.
6. Cuire pendant environ 2 minutes.
7. Ajouter les cerises et le vinaigre dedans.
8. Cuire pendant plus de 5 minutes.

9. Verser le mélange de cerises sur les pétoncles et saupoudrer de l'estragon avant de servir.

Teriyaki Au Saumon Avec Riz

Rendements: 4 portions

Taille de portion: 1 bol

Temps de préparation: 10 minutes

Temps de cuisson: 30 minutes

Temps total: 40 minutes

INGRÉDIENTS

- 14 oz. légumes surgelés mélangés 4 c. sauce teriyaki, divisée
- 4 filets de saumon (désossés et sans peau)
- 4 tasses de riz brun, cuit
- 1 c. huile d'olive

INSTRUCTIONS DE CUISSONS

1. Préchauffez d'abord votre four jusqu'à 350 * F.
2. Déposer ensuite les filets de saumon sur un plat allant au four.
3. Douche avec 1 cuillère à soupe de sauce teriyaki.
4. Et cuire au four pendant 20 minutes.
5. En attendant, verser l'huile dans une poêle à feu moyen.
6. Ajouter les légumes surgelés dedans.

7. Remuez très bien jusqu'à ce que les légumes soient un peu tendres mais fermes.

8. Ajouter le riz brun et bien mélanger.

9. Puis ajoutez la sauce teriyaki restante.

10. Mettez le riz dans quatre bols.

11. Garnir avec le saumon et servir.

Chapitre Quatre

Recettes De Salade

Salade De Céleri Et D'amande

Rendements: 6 portions

Taille de portion: 1 bol

Temps de préparation: 15 minutes

Temps de cuisson: 0 minutes

Temps total: 15 minutes

INGRÉDIENTS

- 2 cuillères à soupe. zeste de citron
- ¾ c. flocons de piment rouge écrasés
- 2 oz. dates (dénoyautées
- ½ tasse de persil haché
- ¼ tasse de menthe fraîche, hachée
- ½ tasse d'eau chaude
- ½ tasse de céleri, émincé
- ¼ tasse d'amandes entières, grillées et hachées
- 2 cuillères à soupe. tahini

- ¼ tasse de jus de citron fraîchement pressé
- ¼ c. sel de mer fin

INSTRUCTIONS DE CUISSONS

1. Prenez les dates dans un bol.
2. Et faire tremper dans l'eau chaude pendant 10 minutes.
3. Ensuite, transférez les dates et le liquide dans votre mélangeur.
4. Ajouter le tahini, le jus de citron, le zeste de citron, le sel et les flocons de piment.
5. Mélanger jusqu'à consistance lisse.
6. Mélanger avec le persil, la menthe et le céleri.
7. Garnir avec les amandes avant de servir.

Salade Méditerranéenne

Rendements: 4 portions

Taille de portion: 1 bol

Temps de préparation: 30 minutes à 1 heure

Temps de cuisson: 0 minutes

Temps total: 15 minutes

INGRÉDIENTS

- 3 cuillères à soupe. Vinaigre de vin rouge
- 1 gousse d'ail émincée
- 15 oz haricots garbanzo en conserve non salés, égouttés
- 1 c. thym frais, haché

- 1 tasse de tomates raisins coupées en deux

- 1 tasse de chou frisé, les tiges retirées et tranchées

- ½ tasse d'oignon haché

- 1 tasse de fleurons de brocoli

- 1 cuillère à soupe. persil frais, haché

- 2 cuillères à soupe. Olives Kalamata, hachées

- 1 concombre haché

INSTRUCTIONS DE CUISSONS

1. Mettez tous les ingrédients dans un grand bol.
2. Refroidissez au réfrigérateur pendant 30 minutes à 1 heure avant de servir.

Salade De Chou Frisé, Avocat Et Carotte

Rendements: 4 portions

Taille de portion: 1 bol

Temps de préparation: 5 minutes

Temps de cuisson: 0 minutes

Temps total: 5 minutes

INGRÉDIENTS

- 2 cuillères à soupe. graines de sésame grillées

- ¼ tasse d'oignon, émincé

- ½ avocat, pelé, dénoyauté et coupé en cubes

- 2 cuillères à soupe. jus de citron fraîchement pressé

- ½ c. sauce soja à faible teneur en sodium

- 2 tasses de carottes, râpées

- 4 tasses de chou frisé, les tiges retirées et hachées finement

INSTRUCTIONS DE CUISSONS

1. Prenez tous les ingrédients dans un grand saladier.
2. Écraser l'avocat et mélanger avec le reste des ingrédients dans le bol.
3. Servir lorsqu'il est refroidi pendant un certain temps.

Salade Verte Avec Vinaigrette Au Citron Et Au Miso

Rendement: 8 portions

Taille de portion: 1 tasse

Temps de préparation: 5 minutes

Temps de cuisson: 0 minutes

Temps total: 5 minutes

INGRÉDIENTS

- 3 cuillères à soupe. pâte de miso blanche

- 8 radis, parés et tranchés

- 8 tasses de feuilles de laitue, hachées

- 1 ½ tasse d'orge, cuite

- 3 cuillères à soupe. jus de citron fraîchement pressé

- 15 oz haricots garbanzo en conserve non salés, rincés et égouttés

- 1 concombre, émincé

- 1 échalote hachée finement
- 3 cuillères à soupe. jus de pomme non sucré

INSTRUCTIONS DE CUISSONS

1. Prenez d'abord la laitue, l'orge, les pois chiches, le concombre et les radis dans un grand saladier.
2. Dans un plus petit bol, mélanger les échalotes, le jus de pomme, le jus de citron et la pâte de miso et bien mélanger.
3. Arroser la salade avec la vinaigrette avant de servir.

Salade De Radis

Rendements: 6 portions

Taille de portion: 1 bol

Temps de préparation: 5 minutes

Temps de cuisson: 0 minutes

Temps total: 5 minutes

INGRÉDIENTS

- ¾ tasse de feuilles de menthe fraîche, tranchées
- ¼ c. sel de mer fin
- 3 cuillères à soupe. jus de citron fraîchement pressé
- 1 cuillère à soupe. le vinaigre
- 2 ½ lb de chou-rave, pelé et tranché finement avec de la mandoline
- 1 cuillère à soupe. mon chéri

- 6 radis, pelés et tranchés finement avec de la mandoline

INSTRUCTIONS DE CUISSONS

1. Mélanger le miel, le vinaigre et le jus de citron dans un bol.
2. Mélangez ensuite le reste des ingrédients dans la vinaigrette.
3. Et assaisonner avec le sel avant de servir.

Salade De Couscous

Rendement: 8 portions

Taille de portion: 1 saladier

Temps de préparation: 10 minutes

Temps de cuisson: 0 minutes

Temps total: 10 minutes

INGRÉDIENTS

- 2 courgettes, tranchées
- 1 ¼ tasse d'eau chaude
- 1 tasse de couscous de blé entier
- ¼ tasse de persil
- ⅛ c. sel de mer fin
- ¼ tasse de tahini
- 5 c. vinaigre de vin blanc
- 1 tasse de tomates raisins coupées en deux
- 15 oz pois chiches en conserve, rincés et égouttés

1. Versez l'eau dans un bol.
2. Faites tremper le couscous pendant 5 minutes.
3. Fluff avec une fourchette.
4. Dans un autre bol, mélanger le sel, le tahini et le vinaigre.
5. Dans un saladier, mélanger les courgettes, les pois chiches, les tomates et le couscous avec la vinaigrette tahini.
6. Garnir de persil avant de servir.

Salade De Saumon

Rendements: 4 portions

Taille de portion: 1 assiette de salade

Temps de préparation: 15 minutes

Temps de cuisson: 10 minutes

Temps total: 25 minutes

INGRÉDIENTS

- 6 tasses de chou frisé
- ¾ lb filet de saumon (sans peau, désossé)
- 2 cuillères à soupe. piments jalapeño marinés, hachés
- 1 avocat, dénoyauté, pelé et haché, divisé
- 2 cuillères à soupe. jus de citron fraîchement pressé

INSTRUCTIONS DE CUISSONS

1. Préchauffez d'abord votre four jusqu'à 400 * F.

2. Couvrez votre plaque de cuisson avec du parchemin.

3. Placer les filets de saumon sur le moule.

4. Et cuire au four pendant 10 minutes.

5. Fragment la chair à l'aide d'une fourchette.

6. Écraser l'avocat avec le jus de citron.

7. Lancez le chou frisé dans ce mélange.

8. Et mettre le mélange de chou frisé et d'avocat sur des assiettes à salade.

9. Garnir de filets de saumon et de jalapeños.

Chapitre Cinq

Recettes De Soupe

Soupe Minestrone

Rendement: 8 portions

Taille de portion: 1 bol

Temps de préparation: 15 minutes

Temps de cuisson: 1 heure et 10 minutes

Temps total: 1 heure et 25 minutes

INGRÉDIENTS

- ¼ c. sel de mer fin
- 2 cuillères à soupe. huile d'olive
- 1 tasse de pois chiches cuits, égouttés
- 15 oz les haricots blancs peuvent être rincés et égouttés
- 1 tasse de chou, tranché
- 2 tiges de céleri tranchées
- 1 oignon, haché
- 4 gousses d'ail, écrasées et émincées
- 6 tasses de bouillon de légumes sodé réduit
- 1 cuillère à soupe. basilic frais, haché

- ¼ c. poivre noir fraichement moulu

- ¾ tasse de parmesan râpé

- ¼ tasse de persil frais, haché

- 28 oz. tomates en conserve, non drainées

- ¼ tasse de pâte de tomates

- 1 feuille de laurier

- 1 tasse de pâtes fusilli séchées

- 2 carottes, hachées

INSTRUCTIONS DE CUISSONS

1. Mettez l'huile d'olive dans une casserole sur feu moyen.

2. Faire sauter l'oignon et l'ail pendant 6 minutes.

3. Ajoutez ensuite le bouillon, le basilic, le persil, les carottes, le chou, le céleri, les tomates, la pâte de tomate et la feuille de laurier.

4. Restez ensuite pendant 40 minutes.

5. Ajouter les pâtes, les pois chiches et les haricots blancs dedans.

6. Laisser mijoter pendant 20 minutes.

7. Assaisonnez avec le sel et le poivre.

8. Garnir sur le dessus du fromage avant de servir.

Soupe Aux Nouilles Aux Boulettes De Viande

Rendements: 4 portions

Taille de portion: 1 bol

Temps de préparation: 10 minutes

Temps de cuisson: 20 minutes

Temps total: 30 minutes

INGRÉDIENTS

- 1 tasse de chou vert, déchiqueté
- 1 lb de saucisse, boyaux enlevés
- 3 cuillères à soupe. vinaigre blanc
- ¼ c. sel de mer
- ¼ tasse de chapelure de blé entier
- ½ tasse de carottes râpées
- 4 oignons verts tranchés
- 1 cuillère à soupe. huile végétale
- 8 tasses de bouillon de poulet au sodium réduit
- 8 oz pâtes capellini
- 1 c. huile de sésame

INSTRUCTIONS DE CUISSONS

1. Mélangez d'abord la saucisse et la chapelure dans un bol.
2. Mode boulettes de viande du mélange.
3. Verser l'huile dans un chaudron à feu moyen.
4. Faire cuire les boulettes de viande pendant 8 à 10 minutes.
5. Versez ensuite le bouillon et amenez à ébullition.
6. Ajouter les pâtes capellini.
7. Cuire jusqu'à ce que les pâtes soient fermes mais pas pâteuses.
8. Dans un bol, mélanger l'huile de sésame, le vinaigre et le sel.
9. Ajouter le reste des ingrédients dans le pot.

10. Cuire jusqu'à ce que les carottes soient tendres mais fermes.

11. Servir ensuite dans des bols.

Soupe Aux Lentilles Rouges

Rendements: 6 portions

Taille de portion: 1 bol

Temps de préparation: 10 minutes

Temps de cuisson: 25 minutes

Temps total: 35 minutes

INGRÉDIENTS

- 1 c. cumin en poudre
- 1 carotte coupée en dés
- 2 cuillères à soupe. pâte de tomate
- 1 oignon coupé en dés
- ¾ c. sel de mer fin
- 1 c. menthe, hachée
- 4 gousses d'ail, écrasées et émincées
- 7 tasses de bouillon de légumes sodiques réduits
- 1 ¼ tasse de lentilles rouges, rincées et égouttées

1. Mettre l'oignon, l'ail, le bouillon, les lentilles, la carotte, le cumin et la pâte de tomate dans un pot à soupe. Bien mélanger.
2. Porter à ébullition, puis laisser mijoter pendant 25 minutes.
3. Alénez le contenu dans un mélangeur à immersion.
4. Mélangez jusqu'à ce que cela devienne crémeux.
5. Assaisonnez avec le sel et garnissez avec la menthe avant de servir.

Soupe De Poulet Mexicaine

Rendements: 4 portions

Taille de portion: 1 bol

Temps de préparation: 15 minutes

Temps de cuisson: 20 minutes

Temps total: 35 minutes

INGRÉDIENTS

- 1 gousse d'ail, écrasée
- 1 tasse d'eau chaude
- 2 piments séchés ancho, tiges enlevées
- 1 qt. bouillon de poulet réduit au sodium
- 2 carottes, hachées
- 8 croustilles de tortillas écrasées
- 4 c. fromage feta, émietté
- ¼ tasse d'avocat, coupé en dés

- Poitrines de poulet ½ lb (désossées et sans peau), coupées en lanières
- ½ c. sel de mer fin
- ¼ c. poivre noir moulu
- 14,5 oz. tomates en dés non salées en conserve, non égouttées
- Quartiers de lime
- 1 c. coriandre fraîche, hachée

INSTRUCTIONS DE CUISSONS

1. Versez l'eau dans un bol en verre.
2. Trempez les piments dedans pendant 10 minutes.
3. Puis mettez les piments et l'eau dans un mélangeur.
4. Pulse pour réduire en purée.
5. Dans un pot à soupe, ajouter le bouillon, l'ail, les tomates et les carottes.
6. Ajouter la purée de chili.
7. Laisser mijoter pendant 20 minutes.
8. Ajouter le poulet et laisser mijoter jusqu'à ce qu'il soit complètement cuit.
9. Assaisonnez la soupe avec le sel et le poivre.
10. Servir avec les quartiers de lime, la coriandre, le fromage feta, l'avocat et les croustilles de tortillas.

Courge Musquée Rôtie À La Soupe À La Cardamome

Rendement: 12 portions

Taille de portion: 1 bol

Temps de préparation: 20 minutes

Temps de cuisson: 50 minutes

Temps total: 1 heure et 10 minutes

INGRÉDIENTS

- ½ c. poivre noir fraichement moulu
- 1 ¼ c. cardamome moulue
- 3 cuillères à soupe. huile d'olive
- ¾ c. sel de mer fin, divisé
- 2 oignons hachés
- ½ tasse de crème épaisse, divisée
- 12 tasses de cubes de courge musquée
- ½ tasse de vin blanc sec
- 6 tasses de bouillon de légumes sodiques réduits
- 1 cuillère à soupe. thym frais, haché

INSTRUCTIONS DE CUISSONS

1. Préchauffez votre four à 425 * F.
2. Placer les oignons, le thym et la courge musquée dans un grand plat allant au four.
3. Mélanger dans l'huile et assaisonner avec la moitié du sel et du poivre.
4. Rôti pendant 20 minutes.
5. Puis mettez les légumes grillés dans un grand pot de soupe.
6. Ajouter la cardamome, le vin et le bouillon de légumes.
7. Restez pendant 10 minutes.
8. Purée du contenu à l'aide d'un mélangeur à immersion.
9. Assaisonnez avec le reste du sel et du poivre.
10. Et réchauffez avant de servir.

Soupe Crémeuse Au Chou-Fleur Et Au Brocoli

Rendements: 4 portions

Taille de portion: 1 bol

Temps de préparation: 10 minutes

Temps de cuisson: 40 minutes

Temps total: 50 minutes

INGRÉDIENTS

- 1 tasse de cubes de pain au levain
- 2 tasses de fleurons de chou-fleur, hachés
- 6 tasses de bouillon de légumes sodiques réduits
- 1 pomme de terre, coupée en cubes
- 1 cuillère à soupe. huile d'olive
- 2 tasses de fleurons de brocoli, hachés
- ¾ c. sel de mer fin
- ½ oignon, haché

INSTRUCTIONS DE CUISSONS

1. Mettez l'huile dans une casserole à feu moyen.
2. Mettre l'oignon et cuire jusqu'à ce qu'il soit tendre et translucide.
3. Ajouter les cubes de pommes de terre et de pain et cuire de 6 à 7 minutes.
4. Versez le stock.
5. Ajouter le chou-fleur et le brocoli dedans.
6. Assaisonnez avec du sel.
7. Laisser mijoter pendant 30 minutes.

8. Purée le contenu dans un mélangeur à immersion.

9. Et réchauffez avant de servir.

Soupe À La Tomate Et Au Boulgour

Rendements: 4 portions

Taille de portion: 1 bol

Temps de préparation: 10 minutes

Temps de cuisson: 30 minutes

Temps total: 40 minutes

INGRÉDIENTS

- ½ c. cannelle moulue
- 1 c. coriandre moulue
- 4 tasses de bouillon de légumes sodiques réduits, divisés
- 1 cuillère à soupe. jus de citron fraîchement pressé
- 14 oz. tomates en dés non salées en conserve
- 1 tasse de blé boulgour, non cuit
- 2 cuillères à soupe. feuilles de persil frais, hachées
- 1 gousse d'ail, écrasée et émincée
- 1 oignon émincé

INSTRUCTIONS DE CUISSONS

1. Mettez deux tasses de bouillon de légumes dans un pot de soupe.

2. Faire bouillir pendant 10 minutes.

3. Ajouter l'ail et l'oignon et laisser mijoter pendant 5 minutes.

4. Ajouter la cannelle et la coriandre et cuire 1 minute.

5. Ajouter ensuite le boulgour et cuire une demi-minute.

6. Assurez-vous de remuer fréquemment.

7. Versez le reste du produit avec les tomates et leur jus.

8. Porter à ébullition et laisser mijoter pendant 10 minutes.

9. Mélangez le jus de citron.

10. Garnir avec le persil avant de servir.

Soupe Aux Betteraves

Rendements: 4 portions

Taille de portion: 1 bol

Temps de préparation: 15 minutes

Temps de cuisson: 2 heures

Temps total: 2 heures et 15 minutes

INGRÉDIENTS

- 1 oignon, haché
- ½ c. sel de mer fin
- 6 betteraves, nettoyées, rincées et divisées
- 1 cuillère à soupe. ciboulette fraîche, hachée
- ½ c. sucre
- 1 cuillère à soupe. Vinaigre de vin rouge
- 1 cuillère à soupe. aneth frais, haché

- 6 tasses de bouillon de légumes sodiques réduits
- 2 c. graines de carvi

INSTRUCTIONS DE CUISSONS

1. Préchauffez votre four jusqu'à 400 * F.
2. Enduire les trois betteraves d'une feuille.
3. Ensuite, mettez un plat allant au four.
4. Et cuire au four pendant 1 heure.
5. Retirer la feuille et trancher finement.
6. Hacher les betteraves restantes.
7. Mettre dans une casserole à feu moyen avec le bouillon, les graines de carvi et l'oignon.
8. Porter à ébullition et laisser mijoter pendant 50 minutes.
9. Filtrer les solides.
10. Puis remettez le liquide dans la casserole.
11. Ajouter le sel, le sucre et le vinaigre aux betteraves rôties
12. Garnir de ciboulette et d'aneth avant de servir.

Chapitre Six

Recettes De Porc

Porc Grillé Avec Du Chimicchuri

Rendements: 4 portions

Taille de portion: 1 côtelette de porc

Temps de préparation: 15 minutes

Temps de cuisson: 20 minutes

Temps total: 35 minutes

INGRÉDIENTS

- 1 tasse de persil
- 4 côtelettes de porc
- ½ c. gros sel de mer
- ½ c. poivre noir fraîchement concassé
- 1 cuillère à soupe. eau
- 1 c. huile d'olive
- 3 cuillères à soupe. huile d'olive
- 2 cuillères à soupe. oignon blanc, haché
- 2 gousses d'ail, écrasées et émincées
- ½ tasse de coriandre

- 2 cuillères à soupe. Vinaigre de vin rouge
- ½ c. piment rouge, écrasé
- ½ c. sel de mer fin

INSTRUCTIONS DE CUISSONS

1. Prenez les neuf premiers ingrédients dans un mélangeur ou un robot culinaire et mélangez bien.
2. Retournez ensuite tout le mélange dans un bol.
3. Préchauffez d'abord le gril.
4. Badigeonner les côtelettes de porc avec l'huile restante.
5. Saupoudrer le gros sel et le poivre sur les côtelettes.
6. Rôtir jusqu'à ce qu'il soit complètement cuit des deux côtés.
7. Plaquez-le avec la sauce chimichurri.

Filet De Porc Des Caraïbes

Rendements: 6 portions

Taille de portion: 1 tranche de porc

Temps de préparation: 15 minutes

Temps de cuisson: 20 minutes

Temps total: 35 minutes

INGRÉDIENTS

- 2 c. huile végétale
- ¾ c. muscade, râpé

- 2 bananes, pelées et coupées en tranches épaisses

- 3 oignons verts émincés

- 1 tasse de jus d'orange fraîchement pressé

- 1 gousse d'ail, hachée

- 1 lb de filets de porc

- 3 cuillères à soupe. jus de citron vert

- 8 anneaux d'ananas

- ¼ tasse de vinaigre

- ¼ tasse tamari

- ¾ c. cannelle moulue

- 2 c. piment de la Jamaïque

- 1 piment Serrano, épépiné et émincé

INSTRUCTIONS DE CUISSONS

1. Ajouter le vinaigre, l'oignon vert, le jus d'orange, le jus de lime, le tamari, la muscade, la cannelle moulue, le piment de la Jamaïque, le piment Serrano et l'ail dans un plat. Mélangez bien.
2. Donnez une couche au porc avec ce mélange.
3. Et réfrigérer pendant 4 heures.
4. Graissez votre gril et préchauffez-le à un réglage moyen.
5. Faites ensuite griller le porc pendant environ 15 minutes, en le tournant pour cuire uniformément de tous les côtés.
6. Saupoudrer l'huile sur les bananes.
7. Faites également griller les bananes et l'ananas.
8. Servir le porc grillé et garnir avec les fruits.

Sauté De Porc

Rendements: 4 portions

Taille de portion: 1 tasse

Temps de préparation: 15 minutes

Temps de cuisson: 15 minutes

Temps total: 30 minutes

INGRÉDIENTS

- 1 lb de côtelettes de porc, coupées en lanières
- 1 c. sauce poisson
- 2 citrons verts, coupe quart
- ¼ c. sel de mer
- ¼ c. poivre noir
- 1 oignon vert émincé
- ¼ lb de champignons
- 1 cuillère à soupe. huile végétale
- racine de gingembre de 1 po, pelée et hachée
- 1 gousse d'ail, hachée
- 1 tasse de pois mange-tout, les cordes enlevées
- 1 tasse de feuilles de coriandre
- 1 poivron rouge, tranché
- 1 poivron jaune, tranché
- 8 oz châtaignes d'eau en conserve, rincées et coupées en deux
- 1 tasse de chou râpé

- 1 cuillère à soupe. vinaigre de riz
- 1 cuillère à soupe. sauce shoyu
- ½ c. sauce au piment fort

INSTRUCTIONS DE CUISSONS

1. Frottez d'abord les lanières de porc avec le sel et le poivre.
2. Prenez une grande poêle à feu vif.
3. Ajouter l'huile et y faire cuire les lanières de porc pendant 4 minutes.
4. Renvoyez-les dans un bol. Garde au chaud.
5. Ajouter le gingembre, l'ail et l'oignon vert dans la poêle et cuire 1 minute.
6. Mettez ensuite les champignons et faites cuire 3 minutes.
7. Ajouter les poivrons et laisser cuire 5 minutes.
8. Jetez-le dans les châtaignes d'eau et le chou et laissez cuire jusqu'à ce qu'il soit fané.
9. Remettre les lanières de porc dans la poêle.
10. Ajouter le reste des ingrédients sauf les deux derniers.
11. À la fin garnir avec la coriandre et la lime avant le plat.

Fettuccine À La Taupe De Porc

Rendements: 4 portions

Taille de portion: 1 bol

Temps de préparation: 15 minutes

Temps de cuisson: 30 minutes

Temps total: 45 minutes

INGRÉDIENTS

- ½ c. clou de girofle moulu
- ½ c. muscade, râpé
- 2 c. huile d'olive, divisée
- 1 c. origan séché
- 1 c. cumin en poudre
- 1 lb de porc, coupé en cubes
- 10 oz. fettuccine, cuit selon les instructions de l'emballage
- 1 oignon, haché
- 28 oz. tomates en dés en conserve, non égouttées
- 1 c. sauce à l'ail et au chili
- ⅔ tasse de raisins secs sans pépins
- ½ tasse de bouillon de poulet réduit en sodium
- ¼ tasse d'amandes tranchées
- 4 c. poudre de cacao
- ½ c. cannelle moulue
- Sel au goût

INSTRUCTIONS DE CUISSONS

1. Verser 1 cuillère à soupe de l'huile dans une poêle à feu moyen.
2. Faites dorer le porc de tous les côtés. Poussez-le d'un côté.
3. Versez l'huile restante dans celui-ci.
4. Faire sauter les oignons pendant 5 minutes.
5. Transférer les oignons et le reste des ingrédients (sauf le fettuccine) dans un mélangeur.
6. Mélanger jusqu'à ce qu'il devienne lisse.

7. Laisser mijoter pendant 20 minutes.

8. Mélanger les pâtes dans la sauce et garnir de porc.

Côtelettes De Porc Aux Échalotes Et Tranches De Pommes

Rendements: 4 portions

Taille de portion: 1 côtelette de porc

Temps de préparation: 10 minutes

Temps de cuisson: 21 minutes

Temps total: 31 minutes

INGRÉDIENTS

- 4 côtelettes de longe de porc avec os
- ½ tasse de sauce barbecue, divisée
- 3 échalotes émincées
- Sel et poivre au goût
- Aérosol de cuisson
- 1 pomme, coupée en deux, carotte retirée et émincée
- 2 cuillères à soupe. huile d'olive

INSTRUCTIONS DE CUISSONS

1. Préchauffez votre four à 450 * F.

2. Badigeonner le moule avec un aérosol de cuisson.

3. Disposez la pomme et les échalotes sur la poêle correctement.

4. Douche le sel et le poivre sur le dessus.

5. Verser l'huile dans une poêle à feu moyen.

6. Frottez le sel et le poivre sur les côtelettes de porc.

7. Cuire 3 minutes de chaque côté.

8. Puis placez les côtelettes de porc sur le moule.

9. Couvrez-le avec la sauce barbecue.

10. Baisser la température à 375 * F et cuire au four pendant environ 15 minutes.

Porc À La Sauce Aux Framboises

Rendements: 4 portions

Taille de portion: 2 tranches de filet de porc

Temps de préparation: 10 minutes

Temps de cuisson: 20 minutes

Temps total: 30 minutes

INGRÉDIENTS

- ¼ c. sel de mer
- ¼ c. poivre noir
- 1 c. fécule de maïs mélangée avec 1 cuillère à soupe. eau
- 2 c. moutarde au miel
- 1 lb de filet de porc, coupé en 8 morceaux
- 16 onces. framboises fraîches
- 1 cuillère à soupe. huile d'olive
- 2 échalotes hachées
- ½ tasse de vin blanc sec
- 1 tasse de bouillon de boeuf de sodium réduit

INSTRUCTIONS DE CUISSONS

1. Assaisonnez le porc avec le sel et le poivre.

2. Prenez une poêle et mettez-la à feu moyen.

3. Versez l'huile et attendez qu'elle devienne chaude.

4. Ajouter les tranches de porc et cuire 4 minutes de chaque côté.

5. Puis transférez-le dans une assiette.

6. Mettez les échalotes dans la poêle et laissez cuire environ une demi-minute.

7. Ajouter le vin et le bouillon dedans.

8. Grattez les morceaux bruns à l'aide d'une cuillère en bois.

9. Ajouter le bouillon et faire bouillir pendant 5 minutes

10. Incorporer ensuite le mélange de fécule de maïs.

11. Laisser cuire pour une minute supplémentaire.

12. Ajouter les framboises et la moutarde, puis cuire 2 minutes de plus.

13. Arroser la sauce sur les tranches de porc et servir chaud.

Poulet Grillé Et Moulin À Légumes

Rendements: 6 portions

Taille de portion: 2 tranches

Temps de préparation: 10 minutes

Temps de cuisson: 25 minutes

Temps total: 35 minutes

INGRÉDIENTS

- 1 poivron rouge, haché
- ½ c. cumin en poudre
- 3 gousses d'ail, hachées
- 1 ½ lb de filets de porc, parés et coupés en papillon
- 1 ½ c. paprika
- 1 ½ c. poudre de chili
- ⅛ c. poivre de Cayenne
- 1 c. sel de mer fin, divisé
- ¼ c. poivre noir
- 1 cuillère à soupe. huile d'olive
- 1 oignon, haché
- 1 lb de champignons hachés

INSTRUCTIONS DE CUISSONS

1. Combiner le cumin, le paprika, la poudre de chili, le poivre de Cayenne et la moitié du sel dans un bol.
2. Verser l'huile dans une poêle à feu moyen.
3. Faites ensuite sauter l'oignon, le poivron rouge et les champignons pendant 7 minutes.
4. Ajouter l'ail et cuire 1 minute.
5. Assaisonnez avec le reste du sel.
6. Préchauffez d'abord votre gril.
7. Assaisonnez le porc avec le mélange épicé.
8. Et farcissez chacun avec le mélange de légumes.

9. Puis rouler et sécuriser avec de la ficelle.

10. Grillez-le pendant 12 à 15 minutes.

11. Laisser refroidir avant de trancher et de servir.

Porc Râpé Avec Des Rondelles D'oignon

Rendement: 8 portions

Taille de portion: 1 tasse

Temps de préparation: 20 minutes

Temps de cuisson: 1 heure et 8 minutes

Temps total: 1 heure et 28 minutes

INGRÉDIENTS

- 2 tasses de jus d'orange fraîchement pressé
- ¼ c. origan séché
- ½ tasse de vinaigre de vin blanc, divisé
- ½ oignon blanc, coupé en rondelles
- Cuisse de porc de 3 lb, parée et coupée en cubes
- 1 cuillère à soupe. huile végétale
- ½ oignon blanc, tranché
- 2 gousses d'ail émincées
- 1 c. sel de mer
- ½ c. poivre noir
- 2 feuilles de laurier
- 1 cuillère à soupe. jus de citron vert

1. Appliquez d'abord le sel et le poivre sur le porc.

2. Ensuite, saupoudrer l'huile dans une casserole et placez-le à feu vif.

3. Faire dorer le porc environ 2 minutes de chaque côté.

4. Puis transférer dans une assiette.

5. Baissez ensuite le feu et faites cuire les oignons blancs pendant 4 minutes.

6. Ajouter l'ail et les feuilles de laurier et cuire 2 minutes.

7. Replacez le porc dans le pot.

8. Mélangez le jus de citron vert, le jus d'orange et la moitié du vinaigre.

9. Laisser mijoter (ébullition) pendant 1 heure.

10. Enlevez le porc et déchiquetez (morceaux) en utilisant deux fourchettes.

11. Mélangez les rondelles d'oignon avec le vinaigre et l'origan restants.

12. Ensuite, versez le porc râpé avec les rondelles d'oignon.

Filet De Porc Et Bacon

Rendements: 6 portions

Taille de portion: 2 tranches

Temps de préparation: 10 minutes

Temps de cuisson: 35 minutes

Temps total: 45 minutes

INGRÉDIENTS

- 1 bulbe de fenouil, coupée en deux et tranchée
- 6 tranches de bacon
- 1 cuillère à soupe. feuilles de romarin fraîches, hachées
- 2 ½ c. graines de fenouil, écrasées
- 4 gousses d'ail, hachées
- ¼ c. flocons de piment rouge écrasés
- ¾ c. sel de mer
- 2 cuillères à soupe. zeste de citron
- ¼ c. poivre noir moulu
- 2 c. plus 1 c. jus de citron, divisé
- 3 c. huile d'olive, divisée
- 1 ½ lb de filet de porc

INSTRUCTIONS DE CUISSONS

1. Préchauffez votre four jusqu'à 425 * F.
2. Dans un bol à mélanger, ajouter l'ail, le romarin, le zeste de citron, les graines de fenouil, les flocons de piment rouge, le sel et le poivre et bien mélanger.
3. Ajouter la moitié de l'huile et 2 cuillères à café de jus de citron dedans.
4. Frottez ce mélange partout sur le porc.
5. Dans un plat allant au four, étendre le fenouil et saupoudrer de l'huile restante et du jus de citron.
6. Envelopper le bacon autour du filet de porc et le placer sur le plat de cuisson.
7. Et rôtir le porc à 145 * F pendant 35 minutes.
8. Laisser reposer pendant 10 minutes avant de découper en 12 portions.

Porc Aux Pommes Et Au Fenouil

Rendements: 6 portions

Taille de portion: 1 tasse

Temps de préparation: 15 minutes

Temps de cuisson: 1 heure

Temps total: 1 heure et 15 minutes

INGRÉDIENTS

- 1 tasse de pommes séchées, tranchées
- 14 pruneaux séchés, tranchés
- 5 pommes, pelées, carottes retirées et coupées en cubes
- 3 brins de persil
- Sel et poivre au goût
- 1 ½ lb de porc, coupé en cubes
- 2 cuillères à soupe. huile végétale
- 1 bulbe de fenouil, noyau retiré et coupé en dés
- 1 oignon coupé en dés
- 1 tasse de vin blanc sec
- 2 tasses de bouillon de poulet réduit en sodium
- 6 feuilles de sauge fraîches, tranchées
- ½ tasse de jus de pomme
- 1 feuille de laurier

INSTRUCTIONS DE CUISSONS

1. Saupoudrer le sel et le poivre sur les cubes de porc.
2. Puis éclabousser l'huile dans un pot.
3. Faites cuire le porc dans l'huile jusqu'à ce qu'il devienne brun.
4. Détachez le porc et placez-le sur une assiette.
5. Ajouter le fenouil et l'oignon au pot et les faire revenir 10 minutes.
6. Prenez un peu de vin blanc et laissez mijoter 5 minutes.
7. Replacez le porc dans le pot.
8. Ajouter le reste des ingrédients et cuire 1 heure.

Chapitre Sept

Recettes Boeuf / Agneau

Bagel À La Viande

INGRÉDIENTS

- 2 livres de porc haché
- 2 gros oeufs
- Beurre / herbe nourris de graisse de ghee / bacon etc.
- 2/3 tasse de sauce tomate
- 1 cuillère à soupe de sel
- ½ cuillère à soupe de poivre
- 1 cuillère à soupe
- Paprika
- 1 ½ oignons, coupés en petits dés

INSTRUCTIONS DE CUISSONS

1. Préchauffez le four à 400F.
2. Tapisser un plat allant au four de papier parchemin.

3. Faites revenir les oignons jusqu'à ce qu'ils soient translucides à feu moyen avec un peu de graisse de cuisson, comme du beurre, du ghee, etc.

4. Quand les oignons sont frais, ajoutez-les à la viande.

5. Ajouter tous les ingrédients ensemble, y compris les oignons cuits dans un bol et mélanger.

6. Mélangez assez bien pour répartir uniformément les épices.

7. Ensuite, divisez la viande en 6 portions. Utilisez vos mains pour rouler une partie dans une boule, puis indent le milieu, et aplatir légèrement pour former l'apparence d'un bagel.

8. Placez la bagel à la recherche de viande dans le plat et répétez avec chacune des portions de viande.

9. Cuire au four pendant 40 minutes ou jusqu'à ce que la viande soit complètement cuite.

10. Laisser les bagels de viande refroidir. Trancher le bagel de viande comme un bagel ordinaire.

11. Remplissez le bagel de viande avec des garnitures telles que des tranches de tomates, de la laitue, des oignons, etc.

12. Vous pouvez profiter maintenant.

Kebab De Boeuf

Rendements: 4 portions

Taille de portion: 1 brochette

Temps de préparation: 20 minutes

Temps de cuisson: 20 minutes

Temps total: 40 minutes

INGRÉDIENTS

- ½ c. sel de mer fin
- ¼ c. poivre noir
- 1 c. huile d'olive ½ c. piment de la Jamaïque
- ⅛ c. poivre de Cayenne
- 1 ¼ lb de boeuf haché maigre
- 3 cuillères à soupe. persil, haché
- ½ c. cannelle moulue

INSTRUCTIONS DE CUISSONS

1. Préchauffez d'abord votre gril.
2. Dans un bol, mélanger tous les ingrédients sauf l'huile.
3. Faites ensuite de petites boules dans le mélange de bœuf.
4. Puis l'inclure dans une brochette en métal.
5. Brossez le gril avec de l'huile.
6. Griller jusqu'à cuisson complète de tous les côtés.

Sloppy Joes

Rendements: 4 portions

Taille de portion: 1 chignon

Temps de préparation: 15 minutes

Temps de cuisson: 15 minutes

Temps total: 30 minutes

INGRÉDIENTS

- 4 pains à hamburger, grillés
- 1 oignon, haché
- 2 cuillères à soupe. vinaigre de cidre
- 1 cuillère à soupe. cassonade
- Poivre noir au goût
- 1 poivron rouge, haché
- 1 cuillère à soupe. huile d'olive
- 2 gousses d'ail, hachées
- 1 ¼ lb de boeuf haché maigre
- 2 tasses de sauce pour pâtes à la tomate
- 1 ½ c. sauce Worcestershire

INSTRUCTIONS DE CUISSONS

1. Versez d'abord l'huile dans une poêle à feu moyen.
2. Faire revenir l'oignon jusqu'à ce qu'il devienne doux.
3. Ajouter le poivron et cuire 5 minutes.
4. Ajouter ensuite l'ail et cuire 1 minute.
5. Ajouter également le bœuf et cuire jusqu'à ce qu'il devienne brun.
6. Incorporer le reste des ingrédients, sauf des petits pains.
7. Faire bouillir et laisser mijoter pendant environ 5 minutes.
8. Placer le mélange sur les pains à burger et servir.

Rendements: 6 portions

Taille de portion: 1 tranche

Temps de préparation: 10 minutes

Temps de cuisson: 30 minutes

Temps total: 40 minutes

INGRÉDIENTS

- ¾ tasse de haricots pinto, rincés et égouttés
- 1 lb de pâte à pizza de blé entier
- ¾ tasse de grains de maïs
- Aérosol de cuisson
- ¼ tasse de salsa
- ½ lb de boeuf haché
- ¼ tasse de cheddar râpé
- 1 cuillère à soupe. poudre de chili

INSTRUCTIONS DE CUISSONS

1. Préchauffez d'abord votre four à 450 * F.
2. Ensuite, prenez une poêle et faites dorer le boeuf pendant environ 7 minutes.
3. Ajouter la poudre de chili et le maïs dedans.
4. Incorporer dans les haricots.
5. Et faites cuire encore quelques minutes.
6. Pressez ensuite la pâte à pizza dans un moule à pizza.

7. Étaler le mélange de boeuf sur le dessus de la pâte et en faire une couche appropriée.

8. Ajouter ensuite le dessus du fromage haché.

9. Faites-le cuire pendant 20 minutes.

10. Après la cuisson, retirer la pizza du four et servir.

Boeuf Cajun

Rendements: 4 portions

Taille de portion: 1 tasse

Temps de préparation: 10 minutes

Temps de cuisson: 20 minutes

Temps total: 30 minutes

INGRÉDIENTS

- 15 oz haricots rouges non salés, rincés et égouttés
- 1 tasse d'oignon haché
- 20 oz. riz brun, cuit selon les instructions de l'emballage
- 1 tasse de céleri, tranché
- 1 poivron rouge, tranché
- 1 piment jalapeño haché
- ¾ lb de bœuf haché maigre
- 4 c. assaisonnement cajun faible en sodium, divisé
- ½ tasse de bouillon de légumes de sodium réduit

- ¼ tasse de persil haché

INSTRUCTIONS DE CUISSONS

1. Prenez le bœuf et assaisonnez-le avec la moitié de la poudre cajun.
2. Faites dorer le boeuf dans une poêle pendant 10 minutes.
3. Ajouter le céleri, l'oignon, le poivre et le jalapeño dans la poêle.
4. Assaisonnez avec le reste de la poudre de Cajun.
5. Ensuite, faites cuire pendant 8 minutes.
6. Ajouter le bouillon dedans.
7. Cuire pendant 2 à 3 minutes de plus.
8. Ajouter le persil et bien mélanger.
9. Déposer le mélange sur le riz avant de servir.

Pâtes Farcies Au Bœuf Et Aux Épinards

Rendements: 6 portions

Taille de portion: 1 bol

Temps de préparation: 15 minutes

Temps de cuisson: 45 minutes

Temps total: 1 heure

INGRÉDIENTS

- 16 onces. épinards hachés
- 15 oz sauce marinara
- 1 ¼ tasse de fromage ricotta

- 8 oz coques de pâtes géantes, cuites selon les instructions de l'emballage
- ¾ lb de bœuf haché maigre
- 1 ¼ tasse de mozzarella, râpée

INSTRUCTIONS DE CUISSONS

1. Préchauffez d'abord votre four à 350 * F.
2. Puis mettez votre poêle à feu moyen.
3. Faites dorer le bœuf 5 à 7 minutes dans la poêle.
4. Puis égouttez la graisse de celui-ci.
5. Dans un bol, mélanger le boeuf avec le fromage et les épinards.
6. Verser la moitié de la sauce marinara sur un plat allant au four.
7. Farcir les coquilles de pâtes avec le mélange de bœuf et les mettre sur la sauce marinara.
8. Versez le marinara restant sur les coquilles de pâtes.
9. Prenez un peu de fromage haché par-dessus.
10. Puis faites-le cuire au four pendant 35 minutes.
11. Après la cuisson, retirez-le du four et servez-le chaud.

Couscous & Boeuf Laitue Wrap

Rendements: 6 portions

Taille de portion: 1 enveloppe de laitue

Temps de préparation: 15 minutes

Temps de cuisson: 15 minutes

Temps total: 30 minutes

INGRÉDIENTS

- 1 tasse de concombre, tranché
- 1 tasse de chou, tranché
- 1 tasse de carotte, tranchée
- ½ tasse de menthe hachée 1 ¼ tasse d'eau
- 1 lb de boeuf haché
- ¼ tasse de sauce à steak bio
- 6 onces. couscous bio
- 1 laitue iceberg, carotte retirée
- 1 tasse d'oignon vert, tranche

INSTRUCTIONS DE CUISSONS

1. Faites d'abord dorer le bœuf dans une poêle à feu moyen pendant 5 minutes.
2. Ajouter la sauce à steak et cuire 7 minutes.
3. Ajoutez de l'eau et du couscous et mélangez bien.
4. Porter à ébullition.
5. Laisser mijoter (rester) pendant 7 minutes.
6. Pelez le couscous à l'aide d'une fourchette.
7. Ensuite, insérer une cuillerée de mélange de boeuf sur la feuille de laitue.
8. Envelopper et sécuriser avec un cure-dent.
9. Répétez la même procédure pour le reste des ingrédients.

Boeuf Empanada

Rendement: 8 portions

Taille de portion: 2 empanadas

Temps de préparation: 20 minutes

Temps de cuisson: 40 minutes

Temps total: 1 heure

INGRÉDIENTS

- ½ tasse de beurre, coupé en petits morceaux
- 14 oz. tomates en dés en conserve
- 4 oeufs, durs et coupés en quart
- 2 jaunes d'oeuf, divisés
- ½ tasse d'eau
- 1 cuillère à soupe. huile végétale
- 1 c. sel de mer fin
- 2 ½ tasses de farine tout usage
- 1 oignon, haché
- ½ tasse d'olives Kalamata hachées
- 1 lb de boeuf haché

INSTRUCTIONS DE CUISSONS

1. Mélangez d'abord le sel et la farine dans un bol et mélangez bien.
2. Puis pliez-le dans le beurre. Et bien mélanger.
3. Dans un autre bol, mélanger un jaune d'œuf avec de l'eau.

4. Mélangez tous ces ingrédients très bien.

5. Saupoudrer la surface de travail avec de la farine.

6. Pétrissez (mélangez la pâte dans les mains) jusqu'à ce qu'elle devienne lisse.

7. Enrouler avec une pellicule plastique (chaîne) et réfrigérer pendant 1 heure.

8. Placer la poêle à feu moyen.

9. Versez un peu d'huile et faites revenir l'oignon pendant 7 minutes.

10. Réduisez ensuite le feu et ajoutez les olives, le bœuf et les tomates.

11. Et cuisiner pour plus de 12 minutes.

12. Préchauffez votre four à 425 * F.

13. Faire des tranches de la pâte en seize parties égales.

14. Étalez la pâte pour créer un petit cercle.

15. Placer une boule de mélange de boeuf au milieu du cercle.

16. Ajouter un quart de l'œuf dur et le remplir correctement.

17. Badigeonner les bords avec le mélange d'eau et d'œufs.

18. Pliez et appuyez pour sceller.

19. Répétez la même recette pour le reste des feuilles rondes.

20. Badigeonner toutes les surfaces des empanadas avec le mélange d'œufs et d'eau.

21. Disposer les empanadas dans un plat allant au four et cuire au four pendant 30 minutes.

Chili Au Bœuf Et Aux Haricots

Rendements: 4 portions

Taille de portion: 1 bol

Temps de préparation: 10 minutes

Temps de cuisson: 35 minutes

Temps total: 45 minutes

INGRÉDIENTS

- 1 c. cumin en poudre
- 1 lb de boeuf haché maigre
- 2 cuillères à soupe. huile d'olive
- 2 c. origan séché
- ½ tasse de coriandre fraîche, hachée
- ½ c. flocons de piment rouge écrasés
- 2 cuillères à soupe. poudre de chili
- 15 oz sauce tomate
- 1 oignon, haché
- 2 gousses d'ail, écrasées et émincées
- 1 tasse d'eau
- 1 tasse de haricots rouges cuits
- 1 tasse de haricots noirs, cuits
- Sel au goût

INSTRUCTIONS DE CUISSONS

1. Prenez l'huile d'olive dans un pot de soupe à feu moyen.
2. Faites ensuite revenir l'oignon et l'ail dans l'huile pendant 5 minutes.
3. Ajouter l'origan, les flocons de chili, la poudre de chili et le cumin dans l'huile.
4. Cuire pendant une minute supplémentaire.
5. Ajouter ensuite le boeuf haché et cuire jusqu'à ce qu'il devienne brun.
6. Incorporer la sauce tomate, l'eau et les haricots.
7. Assaisonnez-le avec le sel.
8. Puis porter à ébullition.
9. Faites-le bouillir pendant 30 minutes.
10. Mélanger dans la coriandre avant de servir.

Boeuf Mexicain

Rendements: 4 portions

Taille de portion: 1 bol

Temps de préparation: 15 minutes

Temps de cuisson: 27 minutes

Temps total: 42 minutes

INGRÉDIENTS

- 1 tasse de salsa
- 15 oz haricots noirs
- 2 tasses de bouillon de poulet réduit en sodium
- 1 tasse de grains de maïs
- 2 gousses d'ail, hachées
- 1 oignon, haché
- 2 cuillères à soupe. assaisonnement pour tacos
- ½ lb de boeuf haché maigre
- 1 courgette coupée en cubes
- 15 oz tomates en dés

INSTRUCTIONS DE CUISSONS

1. Prenez le boeuf dans un pot de soupe à feu moyen.
2. Faites cuire jusqu'à ce qu'il devienne brun.
3. Retirez ensuite le boeuf et égouttez le gras. Ensuite, mettez de côté.

4. Prenez l'ail et l'oignon dans la même casserole et laissez cuire 7 minutes.

5. Assaisonnez avec le mélange de tacos.

6. Et ajoutez le reste des ingrédients dedans.

7. Restez pendant 20 minutes.

8. Verser dans un bol à soupe et servir chaud.

Burger De Boeuf De Boulgour

Rendements: 6 portions

Taille de portion: 1 burger

Temps de préparation: 20 minutes

Temps de cuisson: 20 minutes

Temps total: 40 minutes

INGRÉDIENTS

- 1 ¼ lb de boeuf haché maigre
- ¾ tasse d'oignon haché
- 3 tasses de laitue romaine hachée
- 2 tomates, tranchées
- 2 tasses d'eau
- 1 tasse de blé bulgur
- Aérosol de cuisson
- ½ tasse de persil haché
- 6 pains à hamburger au blé entier, grillés
- ½ c. piment de la Jamaïque
- ½ c. cannelle moulue

- 1 c. cumin en poudre

- Sel et poivre au gout

INSTRUCTIONS DE CUISSONS

1. Faire bouillir l'eau dans un pot.

2. Ajouter le boulgour et laisser mijoter 10 minutes.

3. Retirez ensuite du poêle.

4. Laisser reposer pendant 5 minutes avant de faire des peluches avec une fourchette.

5. Graissez et préchauffez votre gril.

6. Obtenez un bol, mélanger le boeuf, le boulgour, l'oignon, le persil et les épices.

7. Assaisonnez avec le sel et le poivre.

8. Former 6 galettes à partir du mélange.

9. Mettez le hamburger dans les petits pains et ajoutez la laitue et les tomates avant de servir.

Chapitre Huit

Snack / Recettes De Dessert

Carrés À La Cannelle Et À L'avoine

Rendements: 16 portions

Taille de portion: 1 carré

Temps de préparation: 15 minutes

Temps de cuisson: 1 heure

Temps total: 1 heure et 15 minutes

INGRÉDIENTS

- 2 tasses de lait d'amande non sucré
- 2 c. extrait de vanille pur
- ½ tasse de graines de lin moulues
- 1 lb de pommes, pelées, évidées et râpées
- Aérosol de cuisson
- ½ tasse de raisins secs
- 1 ½ tasse d'avoine
- ½ tasse de pacanes, hachées
- 1 ½ c. cannelle moulue

INSTRUCTIONS DE CUISSONS

1. Préchauffez d'abord votre four à 350 * F.
2. Prenez tous les ingrédients dans un grand bol à mélanger.
3. Mélangez bien.
4. Ensuite, transférer le mélange dans un plat allant au four, recouvert d'un aérosol de cuisson.
5. Appuyez et étalez le mélange correctement.
6. Et cuire au four pendant 1 heure.
7. Laissez refroidir.
8. Coupez ensuite en 16 formes carrées.

Bouchées Aux Dattes Et Aux Amandes

Rendements: 5 portions

Taille de portion: 6 morceaux

Temps de préparation: 20 minutes

Temps de cuisson: 0 minutes

Temps total: 20 minutes

INGRÉDIENTS

- ¼ c. muscade, râpé
- 1 c. extrait d'amande pure
- Eau
- ½ tasse de beurre d'amande non sucré

- 1 ¼ tasse de dattes, dénoyautées et hachées
- 1 ¼ tasse d'avoine roulée
- 1 cuillère à soupe. graines de coquelicot

INSTRUCTIONS DE CUISSONS

1. Prenez tous les ingrédients dans un mélangeur
2. Mélangez jusqu'à ce qu'il devienne lisse.
3. Saupoudrer le mélange avec un peu d'eau.
4. Faites-en 30 balles.
5. Faites-le refroidir pendant quelques heures avant de servir.

Crumble Aux Prunes

Rendement: 8 portions

Taille de portion: 1 tranche

Temps de préparation: 15 minutes

Temps de cuisson: 45 minutes

Temps total: 1 heure

INGRÉDIENTS

- 20 biscuits à la vanille
- 1 tasse d'amandes, tranchées
- 1 ½ lb de prunes, dénoyautées et hachées
- 4 cuillères à soupe. beurre, coupé en cubes
- 1 c. cannelle moulue

INSTRUCTIONS DE CUISSONS

1. Préchauffez d'abord votre four à 350 * F.
2. Prendre les amandes dans un robot culinaire et bien mélanger.
3. Mettez le beurre, les biscuits et la cannelle dans un bol.
4. Bien mélanger.
5. Ajouter lentement le mélange dans les amandes et mélanger ensemble.
6. Ensuite, disposer une couche de prunes sur un plat allant au four.
7. Étaler une couche du mélange d'amandes sur la partie supérieure des prunes.
8. Et cuire au four pendant 45 minutes.
9. Laisser refroidir puis en faire des tranches et servir

Barres De Noix De Coco Granola

Rendement: 12 portions

Taille de portion: 1 barre

Temps de préparation: 20 minutes

Temps de cuisson: 40 minutes

Temps total: 1 heure

INGRÉDIENTS

- 1 tasse de fruits secs, hachés
- 1 tasse de flocons de noix de coco non sucrés
- ¼ tasse de miel
- 2 c. extrait de vanille pur

- ¼ tasse de farine d'avoine

- ½ tasse de pacanes, hachées

- 1 ½ tasse de flocons d'avoine

- ¾ tasse de compote de pommes non sucrée

INSTRUCTIONS DE CUISSONS

1. Préchauffez votre four à 350 * F.
2. Tapisser le moule de papier parchemin.
3. Mélanger ensuite les flocons de noix de coco et l'avoine dans un bol.
4. Et transférer sur une plaque à pâtisserie.
5. Cuire au four pendant 10 minutes.
6. Laissez refroidir.
7. Dans un grand bol, mélanger la farine d'avoine, les noix de pécan et les fruits secs.
8. Mélangez-le dans la sauce aux pommes.
9. Et mélangez bien.
10. Puis étaler en une couche uniforme sur un plat allant au four.
11. Et cuire au four pendant 30 minutes.
12. Faire des tranches de 12 barres.

Limonade Au Yogourt

Rendements: 6 portions

Taille de portion: 1 verre

Temps de préparation: 1 heure et 15 minutes

Temps de cuisson: 0 minutes

Temps total: 15 minutes

INGRÉDIENTS

- 1 tasse de fraises, tranchées
- 4 tasses de limonade faite avec des citrons frais
- 2 c. mon chéri
- 6 onces. Yaourt nature
- 1 tasse de mûres, tranchées

INSTRUCTIONS DE CUISSONS

1. Versez d'abord la limonade dans un plat allant au four.
2. Mettez au congélateur pendant 1 heure.
3. Sortez-le et remuez.
4. Remettez-le ensuite jusqu'à ce que la limonade soit complètement gelée.
5. Prenez un bol, mélangez le miel et le yogourt.
6. Et battre avec un batteur électrique jusqu'à ce que vous voyez des pics mous formant.
7. Sortez la limonade glacée et grattez la situation avec une cuillère en bois.
8. Mettre la limonade glacée dans des tasses et garnir du mélange de baies et de yogourt.

Sucettes De Banane Sucrées

Rendement: 8 portions

Taille de portion: 1 pop

Temps de préparation: 15 minutes

Temps de cuisson: 0 minutes

Temps total: 15 minutes

INGRÉDIENTS

- 1 c. cannelle moulue
- ¼ tasse de cassonade, divisée
- 3 bananes
- 1 tasse de crème sure légère

INSTRUCTIONS DE CUISSONS

1. Prendre 2 cuillères à soupe de cassonade, la crème sure et les bananes dans un robot culinaire.
2. Pulse jusqu'à devenir lisse.
3. Versez le mélange dans des moules à sucettes.
4. Mettez ensuite le sucre brun et la cannelle restants dans un bol. Mélangez bien.
5. Saupoudrer le mélange sucre-cannelle sur le mélange de bananes.
6. Et congelez-le pendant 8 heures.

Sorbet Au Basilic Et À La Mangue

Rendements: 6 portions

Taille de portion: 1 tasse

Temps de préparation: 15 minutes

Temps de cuisson: 0 minutes

Temps total: 15 minutes

INGRÉDIENTS

- 1 cuillère à café de zeste de citron vert
- 10 oz. mangue, coupée en cubes
- 1 tasse de lait de soja non sucré
- 2 cuillères à soupe. Feuilles de basilic thaï, hachées
- 1 cuillère à soupe de jus de citron vert

INSTRUCTIONS DE CUISSONS

1. D'abord mettre la mangue dans un robot culinaire.
2. Ajouter le basilic, le jus de lime et le zeste de citron vert.
3. Puis épinglez le lait de soja.
4. Pulse jusqu'à devenir lisse.
5. Ensuite, divisez le mélange entre 6 tasses.
6. Faites-le refroidir au congélateur pendant 30 minutes avant de servir.

Lait Frappé Aux Bananes Et Aux Fraises

Rendements: 2 portions

Taille de portion: 1 verre

Temps de préparation: 10 minutes

Temps de cuisson: 0 minutes

Temps total: 10 minutes

INGRÉDIENTS

- 2 cuillères à soupe. beurre d'amande
- 2 tasses de banane congelée
- ½ tasse de lait faible en gras
- 1 ½ tasse de fraises, coupées en deux

INSTRUCTIONS DE CUISSONS

1. Mélangez d'abord la banane, les fraises et le lait jusqu'à ce que le mélange devienne lisse.
2. Versez ensuite dans 2 verres.
3. Faire une couche avec le beurre d'amande.
4. Faites-le refroidir au réfrigérateur avant de servir.

Bouchées De Fruits Séchées

Rendements: 2 portions

Taille de portion: 1 tasse

Temps de préparation: 15 minutes

Temps de cuisson: 3 heures

Temps total: 3 heures et 15 minutes

INGRÉDIENTS

- 4 tasses d'eau
- ½ tasse de jus de citron fraîchement pressé

- 1 ½ lb de nectarines, dénoyautées et tranchées

INSTRUCTIONS DE CUISSONS

1. Préchauffez d'abord votre four jusqu'à 200 * F.
2. Mélangez l'eau et le jus de citron dans un bol.
3. Faites ensuite tremper les nectarines dans l'eau citronnée pendant 10 minutes.
4. Et disposez-le sur un plat allant au four.
5. Cuire au four pendant 3 heures ou jusqu'à séchage complet.

Pois Chiches Espagnols

Rendements: 2 portions

Taille de portion: ½ bol

Temps de préparation: 2 minutes

Temps de cuisson: 30 minutes

Temps total: 32 minutes

INGRÉDIENTS

- 1 c. jus de citron
- 1 ½ c. paprika fumé
- 1 cuillère à café de zeste de citron
- 15 oz pois chiches non salés en conserve, rincés et égouttés

INSTRUCTIONS DE CUISSONS

1. Préchauffez d'abord votre four jusqu'à 350 * F.

2. Mélanger tous les ingrédients dans un bol et bien mélanger.

3. Puis transférer dans un plat allant au four.

4. Et cuire au four pendant 30 minutes.

5. Laissez refroidir avant de servir.

Apple Sandwich

Rendements: 2 portions

Taille de portion: 1 sandwich

Temps de préparation: 10 minutes

Temps de cuisson: 0 minutes

Temps total: 10 minutes

INGRÉDIENTS

- 3 cuillères à soupe. granola
- 2 pommes, coupées en rondelles épaisses
- 1 c. jus de citron
- 3 cuillères à soupe. beurre d'amande

INSTRUCTIONS DE CUISSONS

1. Brossez d'abord les tranches de pomme avec le jus de citron.

2. Ensuite, étalez le beurre d'amande par-dessus.

3. Puis saupoudrer avec le granola.

4. Et placez les tranches de pomme restantes sur le dessus.

Croustilles Au Chou Frisé

Rendement: 8 portions

Taille de portion: 1 tasse

Temps de préparation: 10 minutes

Temps de cuisson: 45 minutes

Temps total: 55 minutes

INGRÉDIENTS

- 1 cuillère à soupe. poudre d'oignon
- ¼ tasse de lait de soja non sucré
- ¼ c. sel de mer fin
- 2 bottes de chou frisé, déchiquetées en bouchées
- 1 tasse de poivrons rouges, rôtis et hachés
- 1 cuillère à soupe de jus de citron
- ¼ tasse de levure nutritionnelle
- 1 tasse Noix de Cajou
- 3 gousses d'ail

INSTRUCTIONS DE CUISSONS

1. Faites d'abord tremper les noix de cajou dans l'eau pendant 1 heure.
2. Puis préchauffez votre four à 275 * F.
3. Prenez tous les ingrédients sauf le chou frisé dans un mélangeur.
4. Et mélanger jusqu'à consistance lisse.
5. Couvrez ensuite le moule de parchemin.

6. Mélanger le chou frisé avec le mélange de noix de cajou.

7. Étendre le chou en une seule couche sur un plat allant au four.

8. Faites-le cuire pendant 45 minutes.

9. Laissez refroidir avant de servir.

Graines De Citrouille Assaisonnées

Rendements: 1 portion

Taille de portion: 1 tasse

Temps de préparation: 5 minutes

Temps de cuisson: 10 minutes

Temps total: 15 minutes

INGRÉDIENTS

- 1 cuillère à soupe. bouillon de légumes au sodium réduit
- 2 cuillères à soupe. levure nutritionnelle
- 1 tasse de graines de citrouille
- 1 cuillère à soupe. persil, haché

INSTRUCTIONS DE CUISSONS

1. Préchauffez d'abord votre four jusqu'à 350 * F.

2. Ensuite, mettez tous les ingrédients dans un bol.

3. Et bien mélanger.

4. Étendre le mélange sur un plat allant au four.

5. Et cuire au four pendant 10 minutes.

Rendement: 12 portions

Taille de portion: 1 plat de bagatelle

Temps de préparation: 10 minutes

Temps de cuisson: 25 minutes

Temps total: 35 minutes

INGRÉDIENTS

- 2 tasses de yogourt à la vanille faible en gras
- 2 cuillères à soupe. mon chéri
- 3 livres de fruits à noyau mélangés (prunes, pêches, nectarines et ainsi de suite), coupés en deux et dénoyautés
- 12 oz. gâteau d'ange sans gluten, tranché
- 1 cuillère à soupe. eau
- 2 cuillères à soupe. feuilles de thym frais, hachées

INSTRUCTIONS DE CUISSONS

1. Préchauffez d'abord votre gril.
2. Dans un bol, mélanger le miel et l'eau.
3. Enduisez la partie supérieure des fruits avec un peu de ce mélange.
4. Et griller pendant 10 minutes.
5. Retourner et enduire l'autre côté aussi.
6. Griller pendant 10 minutes supplémentaires.
7. Ensuite, faites griller les tranches de gâteau pendant 3 minutes.

8. Ensuite, couper le gâteau en morceaux de la taille d'une bouchée.

9. Hacher le fruit grillé en petits morceaux.

10. Mélanger avec le thym et le reste du mélange de miel.

11. Répartir le yogourt dans des plats à peu de chose et garnir de ce mélange.

12. Refroidissez au réfrigérateur pendant quelques minutes avant de servir.

Flotteurs Au Citron

Rendements: 4 portions

Taille de portion: 1 verre

Temps de préparation: 5 minutes

Temps de cuisson: 0 minutes

Temps total: 5 minutes

INGRÉDIENTS

- 8 brins de romarin, écrasés
- 2 tasses de gelato au citron
- 1 citron, épépiné et coupé en quart
- 2 cuillères à soupe de jus de citron

INSTRUCTIONS DE CUISSONS

1. Répartir la glace entre 4 verres.

2. Versez le jus de citron sur le dessus de la glace.

3. Garnir avec les quartiers de romarin et de citron avant de servir.

Chapitre Neuf

Recettes De Volaille

Dinde À La Coriandre Et Aux Grains De Poivre

Rendements: 14 portions

Taille de portion: 1 portion

Temps de préparation: 20 minutes

Temps de cuisson: 3 heures

Temps total: 3 heures et 20 minutes

INGRÉDIENTS

- 3 cuillères à soupe. beurre ramolli
- 3 cuillères à soupe. graines de coriandre
- 15 lb de dinde, d'abats et de cou enlevés
- 2 c. graines de fenouil
- 1 cuillère à soupe. grains de poivre noir
- 1 ½ c. grains de poivre rose
- 4 feuilles de laurier
- 6 c. gros sel de mer
- ¼ tasse de zeste de pamplemousse

- 3 cuillères à soupe. cassonade

INSTRUCTIONS DE CUISSONS

1. Prenez les grains de poivre, la coriandre, le fenouil et les feuilles de laurier dans une poêle à feu moyen.
2. Ensuite, faites cuire pendant 3 à 5 minutes.
3. Laissez refroidir dans un bol.
4. Utilisez un broyeur pour battre le mélange et le rendre en poudre.
5. Ajouter le zeste, le sucre, le beurre et le sel. Mélangez bien.
6. Versez le mélange partout sur la dinde.
7. Faites-le rôtir au four à 325 ° F pendant 1 heure.
8. Augmentez ensuite la température à 375 * F et faites-la rôtir pendant 2 heures de plus.
9. Puis garnissez-le comme vous voulez et servez-le à vos amis et à votre famille.

Dinde Cuite Au Four Croustillant

Rendements: 14 portions

Taille de portion: 1 portion

Temps de préparation: 20 minutes

Temps de cuisson: 1 heure et 40 minutes

Temps total: 2 heures

INGRÉDIENTS

- ¼ tasse d'huile d'olive
- 2 cuillères à soupe. feuilles de romarin fraîches, hachées
- 1 dinde entière, abats enlevés
- Sel et poivre au goût

INSTRUCTIONS DE CUISSONS

1. Vous devez d'abord sécher la dinde en utilisant des serviettes en papier.
2. Placez-le dans une rôtissoire quand il devient rôti puis refroidissez-le dans le réfrigérateur pendant la nuit.
3. Le lendemain, préchauffez votre four à 350 * F.
4. Dans un bol, prendre l'huile, le romarin, le sel et le poivre et bien mélanger.
5. Frotter le mélange partout sur la dinde.
6. Assaisonnez aussi l'intérieur de la dinde.
7. Rôtir au four pendant 1 heure et 15 minutes.
8. Augmentez ensuite la température à 475 * F et faites-la rôtir 15 minutes de plus.
9. Retirez-le du four.
10. Attendez environ 25 minutes avant de trancher.
11. Et puis le servir.

Poulet Tetrazzini

Rendements: 6 portions

Taille de portion: 1 tasse

Temps de préparation: 15 minutes

Temps de cuisson: 30 minutes

Temps total: 45 minutes

INGRÉDIENTS

- 1 cuillère à soupe. huile d'olive
- Spray d'huile de cuisson
- ½ c. beurre
- 8 oz champignons, tranchés
- Sel et poivre au goût
- 4 cuillères à soupe. ciboulette, hachée et divisée
- ½ lb de nouilles à poils d'ange de blé entier, cuites selon les directives de l'emballage
- 1 tasse de pois surgelés, décongelés
- 2 tasses de poitrine de poulet, cuites et râpées
- 6 c. Fromage parmesan, râpé et divisé
- ½ oignon émincé
- 2 cuillères à soupe farine
- 1 tasse de bouillon de poulet réduit en sodium
- ¼ tasse de lait faible en gras
- ¼ c. muscade moulue

INSTRUCTIONS DE CUISSONS

1. Préchauffez d'abord votre four jusqu'à 375 * F.
2. Enduire la cocotte avec le spray de cuisson.
3. Prenez une poêle à feu moyen.
4. Dans cette poêle faire revenir l'oignon dans le beurre.

5. Ajouter ensuite les champignons, le sel et le poivre.

6. Faites cuire pendant quelques minutes.

7. Ajoutez les pois dedans et faites cuire pendant 2 minutes de plus.

8. Mettre les pâtes cuites dans un bol et garnir du mélange d'oignons.

9. Dans la même casserole, chauffer l'huile d'olive et l'ajouter à la farine et au bouillon.

10. Mélangez bien jusqu'à ce qu'il n'y ait plus de grumeaux.

11. Ajouter le lait et la muscade dans le mélange.

12. Assaisonnez le mélange avec le sel et le poivre.

13. Mélanger les pâtes dans le mélange.

14. Au sommet, mettez les fromages.

15. Cuire au four pendant 15 minutes.

16. Et servez-le bien chaud.

Poulet Aux Olives Et Poivron Rouge Rôti

Rendements: 6 portions

Taille de portion: 1 tranche

Temps de préparation: 15 minutes

Temps de cuisson: 15 minutes

Temps total: 30 minutes

INGRÉDIENTS

- 1 tasse de poivrons rouges, rôtis et tranchés
- 2 c. estragon séché

- 1 c. poivre noir moulu

- 2 tasses de poulet, cuites et râpées

- 1 feuille de pâte feuilletée surgelée

- 1 oeuf, battu

- ½ tasse d'olives, hachées

- 1 tasse de parmesan râpé

INSTRUCTIONS DE CUISSONS

1. Préchauffez d'abord votre four jusqu'à 400 * F.
2. Ensuite, coupez la feuille de pâte en deux longues formes rectangulaires.
3. Mettez ces feuilles dans un plat allant au four.
4. (Pliez) les bordures de la feuille de pâtisserie.
5. Badigeonner les feuilles avec l'œuf battu (les oeufs que vous avez déjà battus dans un bol)
6. Prenez ensuite les poivrons, le poulet et les olives et versez-les à l'intérieur de la bordure.
7. Saupoudrer l'estragon, le poivre et le fromage sur le mélange.
8. Faites cuire le mélange dans le four pendant 15 minutes.
9. Après la cuisson, trancher chaque feuille en trois morceaux.
10. Servir quand il fait chaud.

Poulet Sonoma

Rendement: 8 portions

Taille de portion: 1 tasse

Temps de préparation: 10 minutes

Temps de cuisson: 25 minutes

Temps total: 35 minutes

INGRÉDIENTS

- ¾ tasse de morceaux de noix de pécan, grillées
- 2 c. graines de coquelicot
- 2 lb de poitrines de poulet (désossées et sans peau)
- 5 c. mon chéri
- 1 tasse de mayonnaise
- 4 c. vinaigre de cidre de pomme
- ¼ c. sel de mer fin
- ¼ c. poivre noir moulu
- ½ tasse d'eau
- 3 branches de céleri, émincées
- 2 tasses de raisins rouges sans pépins, coupés en deux

INSTRUCTIONS DE CUISSONS

1. Prenez le miel, les graines de pavot, la mayonnaise, le vinaigre, le sel et le poivre dans un bol et mélangez-le correctement.
2. Puis refroidir au réfrigérateur pendant quelques minutes.
3. Préchauffez votre four à 375 * F.
4. Disposer les poitrines de poulet dans un plat allant au four.
5. Couvrez très bien la poêle avec du papier d'aluminium.
6. Et cuire au four pendant 25 minutes.

7. Laisser refroidir puis couper en petits cubes.

8. Mettez les cubes de poulet dans un grand bol à mélanger.

9. Ajouter les noix de pécan, le céleri et les raisins dans les cubes de poulet.

10. Mélanger avec le pansement et servir.

Rôti De Dinde Aux Pommes

Rendement: 12 portions

Taille de portion: 1 portion

Temps de préparation: 20 minutes

Temps de cuisson: 2 heures et 20 minutes

Temps total: 2 heures et 40 minutes

INGRÉDIENTS

- 5 oignons, coupe quart
- Sel et poivre au goût
- 5 pommes, pelées, évidées et coupées en quartiers
- 2 cuillères à soupe. beurre fondu
- 2 gousses d'ail, hachées
- 1 dinde entière, les abats et le cou enlevés
- ¼ tasse de sauge fraîche, hachée

INSTRUCTIONS DE CUISSONS

1. Préchauffez d'abord votre four à 475 * F.

2. Sécher la dinde avec des serviettes en papier.

3. Badigeonner l'extérieur avec du beurre.

4. Mélanger l'ail, la sauge, le sel et le poivre dans un bol et bien mélanger.

5. Frotter le mélange à l'extérieur et aussi à l'intérieur de la dinde.

6. Attachez les pattes de la dinde en utilisant (ficelle).

7. Puis mettez la dinde dans une rôtissoire.

8. Puis placez-le dans le four et faites cuire pendant 20 minutes.

9. Placez les tranches de pomme et les oignons autour de la dinde et faites-la rôtir pendant 2 heures de plus.

10. Laisser reposer pendant 30 minutes avant de découper (couper en morceaux)

Burrito Au Poulet

Rendements: 6 portions

Taille de portion: 1 wrap

Temps de préparation: 10 minutes

Temps de cuisson: 10 minutes

Temps total: 20 minutes

INGRÉDIENTS

- 2 tasses de viande de poulet rôtie, râpée
- 6 c. crème aigre
- 2 c. huile végétale
- 1 tasse de salsa
- 3 tasses de feuilles d'épinards, hachées

- 1 oignon coupé en dés
- 6 tortillas de blé entier, chauffées
- 1 tasse de grains de maïs
- 1 ½ tasse de riz brun, cuit

INSTRUCTIONS DE CUISSONS

1. D'abord prendre l'huile végétale dans une poêle à feu moyen.
2. Faites revenir l'oignon jusqu'à ce qu'il devienne doux.
3. Ajoutez les grains de maïs et continuez de remuer jusqu'à ce qu'ils deviennent dorés.
4. Incorporer le riz et le poulet.
5. Incorporer la crème sure et la salsa.
6. Disposer les épinards sur chaque tortilla.
7. Versez le mélange de poulet sur le dessus.
8. Pliez la partie supérieure, enveloppez-la fermement et fixez-la.
9. Répétez la même recette avec le reste des tortillas.

Poitrine De Dinde Au Romarin

Rendements: 6 portions

Taille de portion: 1 filet de poitrine de dinde

Temps de préparation: 20 minutes

Temps de cuisson: 1 heure et 45 minutes

Temps total: 2 heures et 5 minutes

INGRÉDIENTS

- Filet de poitrine de dinde de 5 lb
- 2 cuillères à soupe. beurre fondu
- 1 ¾ c. gros sel de mer
- 1 cuillère à soupe. feuilles de romarin fraîches, hachées
- 2 cuillères à soupe. feuilles de sauge fraîche, hachées
- 1 c. poivre noir moulu

INSTRUCTIONS DE CUISSONS

1. Préchauffez d'abord votre four à 325 * F.
2. Dans un bol, prenez les herbes, salez et poivrez et mélangez bien.
3. Frottez la partie supérieure des filets de dinde avec du beurre.
4. Vaporiser le mélange d'herbes sur toute la dinde.
5. Disposez correctement les filets sur un plat allant au four.
6. Puis rôtir pendant 1 heure et 15 minutes.
7. Et augmentez la température à 425 * F.
8. Faites rôtir la dinde pendant 30 minutes.
9. Laissez refroidir au réfrigérateur pendant 15 minutes.
10. Servir au chaud.

Poulet Au Four Parmesan

Rendements: 6 portions

Taille de portion: 1 filet de poitrine de poulet

Temps de préparation: 15 minutes

Temps de cuisson: 40 minutes

Temps total: 55 minutes

INGRÉDIENTS

- 2 cuillères à soupe. thym frais, haché
- 1 oeuf
- 6 filets de poitrine de poulet, désossés et sans peau
- ¼ tasse de lait faible en gras
- ½ tasse de parmesan râpé
- Aérosol de cuisson
- ¾ tasse de chapelure panko
- ¾ c. sel de mer fin

INSTRUCTIONS DE CUISSONS

1. Préchauffez d'abord votre four jusqu'à 425 * F.
2. Placez une grille sur le dessus de votre moule.
3. Enduisez ceci avec le jet d'huile de cuisson.
4. Préparez un bol à mélanger et mélangez bien l'œuf et le lait.
5. Dans un autre bol, mélanger le fromage, la chapelure, le sel et le thym et bien mélanger.

6. Tremper chacun des filets de poulet dans le mélange d'œufs, puis draguer avec le mélange de chapelure.

7. Mettez ensuite les morceaux de poulet panés sur la grille.

8. Cuire au four de 35 à 40 minutes ou jusqu'à ce qu'il soit doré.

Poulet Posole

Rendement: 8 portions

Taille de portion: 1 bol

Temps de préparation: 15 minutes

Temps de cuisson: 30 minutes

Temps total: 45 minutes

INGRÉDIENTS

- 1 cuillère à soupe. huile de canola
- ⅛ c. poivre de Cayenne
- 1 oignon coupé en dés
- 2 ½ tasses de grains de maïs
- 2 limes, coupées en quartiers
- 5 tasses de feuilles et de tiges de bette à carde, hachées
- 3 cuillères à soupe. origan, haché
- 5 poivrons Poblano, tranchés
- 5 ½ tasses de bouillon de poulet au sodium réduit
- ½ c. sel de mer
- Poitrine de poulet 1 ½ lb (désossée et sans peau)

- 5 gousses d'ail émincées

INSTRUCTIONS DE CUISSONS

1. Verser l'huile de canola dans une casserole à feu moyen.
2. Ajoutez ensuite l'oignon, l'ail et les poivrons dans l'huile.
3. Et faites cuire pendant 8 minutes.
4. Ajouter le bouillon, le sel et le poulet dans le mélange.
5. Ensuite, faites cuire pendant 20 minutes.
6. Retirer le pot de la chaleur.
7. Retirez le poulet et broyez-le ou hachez-le très bien sur une planche à découper.
8. Versez-le à nouveau dans la casserole et ajoutez le maïs, la bette à carde et l'origan.
9. Assaisonnez avec le poivre de Cayenne et garnissez avec les quartiers de lime avant de servir.

Chapitre Dix

Recettes Végétaliennes / Végétariennes

Vegan Deviled "Oeufs"

Rendement: 12 portions

Taille de portion: 1 "oeuf"

Temps de préparation: 15 minutes

Temps de cuisson: 30 minutes

Temps total: 45 minutes

INGRÉDIENTS

- ¼ tasse de tofu soyeux, égoutté
- ½ tasse de mayonnaise végétalienne
- 12 pommes de terre, coupées en deux dans le sens de la largeur
- 2 c. huile d'olive extra vierge
- 1 c. Safran des Indes
- 1 cuillère à soupe. moutarde de Dijon
- ½ c. gros sel de mer
- Aérosol de cuisson
- ¼ c. poivre noir fraichement moulu
- 1 c. paprika doux

1. Préchauffez votre four jusqu'à 350 * F.

2. Vaporiser le moule de cuisson avec un aérosol de cuisson.

3. Mettez les pommes de terre dans un grand bol à mélanger.

4. Versez ensuite l'huile d'olive sur les pommes de terre et mélangez bien.

5. Disposez-les sur la lèchefrite avec le côté coupé vers le bas.

6. Et rôtir pendant 30 minutes.

7. Sortez les pommes de terre du four et laissez-les refroidir.

8. Retirer la partie médiane des pommes de terre.

9. Mettez ceci dans le robot culinaire avec le reste des ingrédients.

10. Mélangez jusqu'à ce qu'il devienne lisse.

11. Farcir la pomme de terre en deux avec ce mélange.

12. Refroidissez au réfrigérateur pendant une demi-heure avant de servir.

Tempeh Et Plat De Tofu

Rendements: 4 portions

Taille de portion: 1 bol

Temps de préparation: 10 minutes

Temps de cuisson: 35 minutes

Temps total: 45 minutes

INGRÉDIENTS

- 2 cuillères à soupe. persil, haché
- ½ tasse de tempeh, tranché
- 20 oz. riz au jasmin, cuit
- 2 gousses d'ail, écrasées et émincées
- 1 poivron vert, haché
- 1 tasse de céleri haché
- 1 oignon, haché
- 14,5 oz. haricots rouges en conserve
- ½ tasse de tofu, tranché

INSTRUCTIONS DE CUISSONS

1. Cuire d'abord le tempeh dans une poêle pendant 20 minutes.
2. Ajoutez ensuite l'oignon, l'ail, le poivron et le céleri. Et faites cuire pendant 5 minutes.
3. Versez ce mélange dans un pot de soupe.
4. Ajouter le tofu et les haricots dedans.
5. Puis couvrez le pot.
6. Laisser mijoter pendant 30 minutes.
7. Servir le mélange de tempeh avec du riz cuit et du persil.

Poivrons Et Champignons Brouillés

Rendements: 4 portions

Taille de portion: 1 tasse

Temps de préparation: 15 minutes

Temps de cuisson: 10 minutes

Temps total: 25 minutes

INGRÉDIENTS

- 1 c. basilic séché
- ½ c. poudre de curry
- 1 oignon, haché
- ½ c. ail granulé
- 6 champignons frais, hachés
- ½ poivron vert, haché
- Poivre noir au goût
- ½ poivron rouge, haché
- 1 cuillère à soupe. tamari de sodium réduit
- 1 c. huile végétale
- 1 cuillère à soupe. Mirin
- 16 onces. tofu ferme, égoutté et écrasé

INSTRUCTIONS DE CUISSONS

1. Prenez l'huile végétale dans une poêle.
2. Faire cuire l'oignon, le champignon et les poivrons pendant 5 minutes dans l'huile.
3. Mélanger le tamari, le mirin, le tofu, la poudre de curry et l'ail.
4. Réduire la chaleur.
5. Et cuire encore 5 minutes.
6. Garnir de poivre avant de servir.

Frittata Végétalienne Aux Asperges Et Au Tofu

Rendements: 6 portions

Taille de portion: 1 tranche

Temps de préparation: 15 minutes

Temps de cuisson: 30 minutes

Temps total: 45 minutes

INGRÉDIENTS

- ½ tasse de lait de coco
- 14 oz. tofu soyeux, égoutté
- Poivre noir au goût
- 1 tasse de poireaux hachés
- ¼ c. curcuma moulu
- 3 cuillères à soupe. levure nutritionnelle
- ½ tasse de basilic frais, haché
- ½ tasse d'asperges
- 1 cuillère à soupe. tahini
- 2 cuillères à soupe. fécule de maïs
- 14 oz. tofu ferme, égoutté et émietté
- ¼ tasse d'olives Kalamata dénoyautées et hachées
- ½ tasse de poivrons rouges rôtis et hachés

INSTRUCTIONS DE CUISSONS

1. Préchauffez votre four à 400 * F.

2. Tapisser une poêle allant au four avec du Vélin.

3. Mettez le lait de coco, le tofu soyeux, le tahini, la fécule de maïs, le curcuma, la levure et le poivre noir dans un robot culinaire.

4. Mélangez jusqu'à ce qu'il devienne lisse.

5. Placer une poêle à feu moyen.

6. Cuire les poireaux pendant 5 minutes.

7. Ajouter les pointes d'asperges, le tofu émietté, les olives et les poivrons rouges.

8. Cuire pour 5 autres minutes.

9. Mettez ceci et le mélange de tofu en purée dans un bol et mélangez bien.

10. Ajoutez ensuite cette combinaison dans la poêle allant au four.

11. Faites-le cuire au four pendant 20 minutes.

12. Laisser refroidir avant de trancher.

Capellini Et Légumes Grillés

Rendements: 4 portions

Taille de portion: 1 bol

Temps de préparation: 15 minutes

Temps de cuisson: 1 heure et 5 minutes

Temps total: 1 heure et 20 minutes

INGRÉDIENTS

- ½ c. marante
- 10 gousses d'ail pelées et coupées en deux
- 1 cuillère à soupe. vinaigre balsamique
- 1 tasse de vin rouge

- Poivre noir au goût
- 3 tomates en cubes
- 1 bulbe de fenouil en cubes
- 2 c. huile d'olive
- ¼ c. flocons de piment rouge écrasés
- 8 oz pâtes capellini, cuites selon les instructions sur l'emballage
- ¼ c. l'origan entier sec
- 8 oz oignons cippolini, coupés en dés

INSTRUCTIONS DE CUISSONS

1. Préchauffez d'abord votre four à 375 * F.
2. Mettez l'ail, les oignons et l'huile d'olive dans un plat allant au four.
3. Mélanger pour mélanger.
4. Assaisonnez avec le poivre noir.
5. Cuire au four pendant 30 minutes en remuant à mi-cuisson.
6. Ajouter les tomates, le fenouil, le piment et l'origan.
7. Cuire au four encore 15 minutes.
8. Versez ensuite le vinaigre et le vin et ajoutez l'arrow-root.
9. Cuire au four pendant 25 minutes.
10. Garnir le mélange de légumes en versant des pâtes sur le dessus et servir.

Hachis De Pommes De Terre Et De Champignons

Rendements: 6 portions

Taille de portion: 1 tasse

Temps de préparation: 5 minutes

Temps de cuisson: 50 minutes

Temps total: 55 minutes

INGRÉDIENTS

- 4 gousses d'ail, écrasées et émincées
- Persil haché pour la garniture
- 3 pommes de terre violettes, coupées en dés
- 1 oignon coupé en dés
- 3 grosses pommes de terre, coupées en dés
- 1 lb de champignons hachés
- 4 feuilles de sauge fraîches, émincées

INSTRUCTIONS DE CUISSONS

1. Préchauffez votre four à 375 * F.
2. Disposer les pommes de terre dans un plat allant au four.
3. Rôtir pendant 30 minutes.
4. Placer une poêle à feu moyen.
5. Faire sauter l'oignon et les champignons pendant 10 minutes.
6. Ajoutez ensuite les pommes de terre rôties, la sauge et l'ail.
7. Cuire pour l'addition 10 minutes.
8. Garnir avec le persil avant de servir.

Sauce Végétalienne "Hollandaise"

Rendements: 2 à 3 portions

Taille de portion: 1 cuillère à soupe

Temps de préparation: 5 minutes

Temps de cuisson: 0 minutes

Temps total: 5 minutes

INGRÉDIENTS

- ¼ c. poivre de Cayenne
- ½ c. curcuma moulu
- ½ tasse d'eau chaude
- 2 c. moutarde de Dijon
- 1 cuillère à soupe. jus de citron
- ¾ tasse de beurre de cajou biologique
- 1 c. poudre d'ail
- 1 c. zeste de citron

INSTRUCTIONS DE CUISSONS

1. Prenez tous les ingrédients dans un mélangeur ou un robot culinaire.
2. Mélangez jusqu'à ce qu'il devienne lisse.
3. Puis servez-le avec des craquelins.

Scramble Au Tofu

Rendements: 4 portions

Taille de portion: 1 tasse

Temps de préparation: 5 minutes

Temps de cuisson: 8 minutes

Temps total: 13 minutes

INGRÉDIENTS

- ⅛ c. sel de mer fin
- ½ poivron jaune, quart de coupe
- 3 gousses d'ail
- ½ oignon, coupe quart
- 14 oz. tofu ferme, égoutté et émietté
- 1 tomate, coupée en quart de cercle
- 2 tasses de feuilles d'épinards

INSTRUCTIONS DE CUISSONS

1. Ajouter d'abord le poivron, la tomate, les épinards, l'ail et l'oignon au hachoir.
2. Pulse jusqu'à haché finement.
3. Ensuite, faites mijoter ce mélange dans une poêle à feu moyen.
4. Ajoutez le tofu et assaisonnez avec du sel.
5. Cuire pendant 8 minutes.
6. et servir chaud.

Chili Chipotle Végétarien

Rendements: 4 portions

Taille de portion: 1 bol

Temps de préparation: 5 minutes

Temps de cuisson: 35 minutes

Temps total: 40 minutes

INGRÉDIENTS

- 15 oz haricots rouges en conserve, rincés et égouttés
- ½ tasse d'oignon haché
- 1 ½ tasse de poivrons
- 1 cuillère à soupe. poivrons chipotle en sauce adobo, hachés
- 1 oz mélange d'assaisonnement au chili
- 1 tasse d'eau
- 2 cuillères à soupe. huile végétale
- 1 cuillère à soupe. crème aigre
- ½ tasse de carotte hachée
- 1 c. oignons verts, hachés
- 15 oz haricots noirs en conserve, rincés et égouttés
- 28 oz. tomates en dés en conserve, non égouttées
- 2 cuillères à soupe. fromage cheddar, râpé

INSTRUCTIONS DE CUISSONS

1. Versez d'abord l'huile végétale dans une casserole à feu moyen.

2. Faites cuire l'oignon et les carottes dans l'huile pendant 3 minutes.

3. Ajouter les poivrons, les chipotles et l'assaisonnement et bien mélanger.

4. Ajoutez l'eau, les haricots et les tomates dedans.

5. Laisser mijoter (ébullition) pendant 30 minutes.

6. Servir ensuite avec le fromage, les oignons verts et la crème sure.

Pain Doré Aux Amandes

Rendements: 6 portions

Taille de portion: 2 tranches de pain

Temps de préparation: 5 minutes

Temps de cuisson: 5 minutes

Temps total: 10 minutes

INGRÉDIENTS

- 1 tasse de lait d'amande non sucré
- ¼ c. extrait d'amande pure
- ¼ c. cannelle moulue
- ¼ tasse de tofu purée
- Aérosol de cuisson
- 12 tranches de pain de grains entiers
- Sucre en poudre
- 2 cuillères à soupe. beurre d'amande
- 6 c. amandes, grillées et effilées

INSTRUCTIONS DE CUISSONS

1. Prenez le tofu, la cannelle, le lait d'amande, l'extrait d'amande et le beurre d'amande dans un mélangeur. Mélangez jusqu'à ce que ça devienne lisse.
2. Versez ensuite le mélange dans un plat peu profond.
3. Enduire une poêle d'huile de cuisson.
4. Placez ceci à feu moyen.
5. Ensuite, trempez chacune des tranches de pain dans le mélange de lait d'amande.
6. Faites-le revenir dans la poêle.
7. Et faites cuire pendant environ 2 minutes.
8. Tournez et cuisez l'autre côté pendant 2 minutes.
9. Garnir avec le sucre en poudre et les amandes.

Burger Végétarien

Rendements: 6 portions

Taille de portion: 1 galette ronde et 1 tranche de fromage

Temps de préparation: 30 minutes

Temps de cuisson: 1 heure et 30 minutes

Temps total: 2 heures

INGRÉDIENTS

- 1 c. sel de mer
- Poivre noir au goût
- 2 tranches de pain
- 2 cuillères à soupe. huile d'olive extra vierge, divisée

- 1 oignon coupé en dés

- 1/4 tasse de riz rouge

- 6 tranches de fromage cheddar faible en gras

- ½ tasse de cèpes séchés

- 1 tasse d'eau chaude

- 2 gousses d'ail, écrasées et émincées

- 1 carotte coupée en dés

- 8 oz champignons frais, hachés

- 1 c. thym séché

INSTRUCTIONS DE CUISSONS

1. Faites d'abord tremper les champignons séchés dans de l'eau chaude pendant 20 minutes.

2. Satan le liquide et hacher les champignons sur la planche à découper.

3. Puis broyez le pain jusqu'à ce qu'il devienne de fines miettes.

4. Verser la moitié de l'huile d'olive dans une casserole.

5. Faire revenir l'oignon, l'ail et la carotte dans le moule pendant 5 minutes.

6. Ajoutez ensuite les champignons frais et séchés.

7. Assaisonnez avec le thym, le sel et le poivre noir.

8. Ajoutez le riz et mélangez bien.

9. Porter à ébullition et laisser mijoter pendant 55 minutes.

10. Mélanger la chapelure et transférer le mélange dans un bol.

11. Faire 6 galettes rondes à partir du mélange.

12. Faites revenir les galettes dans la poêle pendant 5 minutes des deux côtés.

13. Garnir avec le fromage cheddar.

Ratatouille Rôtie

Rendement: 10 portions

Taille de portion: 1 tasse

Temps de préparation: 15 minutes

Temps de cuisson: 1 heure et 5 minutes

Temps total: 1 heure et 20 minutes

INGRÉDIENTS

- 1 lb de courge, coupée en dés
- ¼ tasse d'huile d'olive
- 1 lb d'aubergines, coupées en dés
- ½ lb d'oignon jaune, coupé en dés
- ½ po poivron rouge coupé en dés
- 3 cuillères à soupe. origan frais, haché
- 3 gousses d'ail, écrasées et émincées
- 3 oz câpres, égouttés
- ¼ c. poivre noir fraichement moulu
- ¼ c. sel de mer fin
- 1 lb de grosses tomates coupées en dés
- 1 lb de courgettes coupées en dés

INSTRUCTIONS DE CUISSONS

1. Préchauffez d'abord votre four à 400 * F.
2. Jeter l'aubergine dans le sel. Égoutter dans une passoire.

3. Dans un grand bol, mélanger les tomates, l'origan, l'ail et le poivre noir.

4. Dans un autre bol, mélanger l'aubergine, le poivron, l'oignon, la courgette et la courge avec l'huile d'olive.

5. Et mettez le mélange de légumes dans un plat allant au four.

6. Cuire au four pendant 45 minutes.

7. Verser le mélange de tomates sur le dessus.

8. Et cuire encore 20 minutes.

9. Ajoutez les câpres et mélangez avant de servir.

Aubergine Vegan "Bacon

Rendement: 8 portions

Taille de portion: 3 à 4 tranches

Temps de préparation: 2 heures 10 minutes

Temps de cuisson: 1 heure et 30 minutes

Temps total: 3 heures et 40 minutes

INGRÉDIENTS

- 1 cuillère à soupe. huile d'olive
- 2 cuillères à soupe. vinaigre de cidre
- ½ c. paprika fumé
- 1 ½ c. sel de mer fin
- 1 aubergine, tranchée dans le sens de la longueur en quartiers
- ¼ tasse de sucre brun
- 1 cuillère à soupe. Tamari faible en sodium
- ¼ tasse d'eau
- Aérosol de cuisson

INSTRUCTIONS DE CUISSONS

1. Trancher l'aubergine très finement.
2. Placez-le dans un tamis.
3. Saupoudrer avec le sel.
4. Attendez 1 heure pour vous débarrasser de l'excès d'humidité.
5. Rincez et séchez avec des serviettes en papier.
6. Dans un petit bol, mélanger l'eau, le vinaigre, le sucre, le tamari, l'huile et le paprika.
7. Faire mariner les tranches d'aubergines dans ce mélange pendant 1 heure.
8. Ensuite, préchauffez votre four à 250 * F.
9. Graisser le moule.
10. Disposer les tranches d'aubergine en une seule couche.
11. Et cuire au four pendant 1 heure et demie, ou jusqu'à ce qu'il devienne croustillant.

Tempeh Stroganoff

Rendements: 4 portions

Taille de portion: 1 bol

Temps de préparation: 15 minutes

Temps de cuisson: 15 minutes

Temps total: 30 minutes

INGRÉDIENTS

- ½ oignon, émincé

- 2 gousses d'ail, écrasées et émincées
- 1 cuillère à soupe. huile végétale
- 2 tasses de riz brun, cuit
- 2 cuillères à soupe. persil, haché
- 1 c. huile de sésame, grillée
- 125 grammes. crème sure végétalienne allégée
- 1 cuillère à soupe. sauce végétarienne Worcestershire
- 1 gros champignon Portobello, tige enlevée et tranchée
- 1 paquet de mélange de sauce végétarienne, préparé selon les instructions sur l'emballage
- 8 oz tempeh, coupé en lanières

INSTRUCTIONS DE CUISSONS

1. Verser l'huile végétale dans une poêle à feu moyen.
2. Cuire ensuite les bandes de tempeh jusqu'à ce qu'elles soient dorées des deux côtés.
3. Retirer de la poêle et mettre de côté.
4. Faites cuire l'oignon et l'ail dans la même poêle pendant 5 minutes.
5. Versez l'huile de sésame et la sauce Worcestershire.
6. Ajouter les champignons et cuire jusqu'à ce qu'ils soient tendres.
7. Remettez le tempeh dans la poêle.
8. Et mélanger dans le mélange de sauce préparé.
9. Ajouter la crème sure végétalienne.
10. Cuire jusqu'à ce qu'il soit chaud.
11. Mettre le riz sur le dessus et garnir avec le persil.

Rendement: 8 portions

Taille de portion: 1 tasse

Temps de préparation: 10 minutes

Temps de cuisson: 1 heure

Temps total: 1 heure et 10 minutes

INGRÉDIENTS

- ¼ tasse de ciboulette fraîche
- 6 tasses de cubes de pain de grains entiers
- ⅓ tasse de graines de lin
- 1 lb de tofu soyeux
- 12 oz. bandes de tempeh émiettées
- 1 lb d'asperges, parées, tranchées et divisées
- ¼ c. sel de mer fin
- Aérosol de cuisson
- 3 tasses de lait d'amande non sucré
- ¼ c. poivre noir fraichement moulu
- ¼ tasse de persil frais

INSTRUCTIONS DE CUISSONS

1. Préchauffez votre four à 350 * F.
2. Enduire un plat à gratin d'enduit à cuisson.

3. Dans un robot culinaire, ajouter le lait d'amande, la farine de graines de lin, le tofu, le sel et le poivre.

4. Dans un plat, mélanger le persil, la ciboulette, les cubes de pain et le tempeh.

5. Versez le mélange de lait d'amande sur le mélange de pain.

6. Transférez dans votre cocotte et appuyez doucement.

7. Étendre une couche d'asperges par-dessus.

8. Puis cuire au four pendant 50 minutes.

Conclusion

Pour vivre sainement, vous devez surveiller ce que vous mangez. Si vous voulez rester libre de maladies et de toutes sortes de conditions de santé, il est indispensable de manger des aliments entiers naturels. Le régime alimentaire complet vous aide à atteindre cet objectif en mettant l'accent sur les aliments entiers et en éliminant les aliments qui ont des effets néfastes sur votre santé pendant 30 jours. Un régime alimentaire sur les aliments entiers vous aide à prendre soin de ce que vous mettez dans votre corps et à concentrer votre attention sur la santé.

Avec ce type de régime, vous apprécierez également des plats délicieux et satisfaisants sans mettre votre santé en danger.

****

Merci d'avoir lu! Si vous avez aimé ce livre ou l'avez trouvé utile, je serais très reconnaissant si vous avez posté un commentaire sur Amazon. Votre soutien fait vraiment une différence et je lis personnellement tous les commentaires afin que je puisse obtenir vos commentaires et rendre ce livre encore meilleur.

"Merci encore pour votre soutien!"

Real Social Science

Fanzhu Meng